大久保貞利
OHKUBO Sadatoshi

誰でもわかる電磁波問題

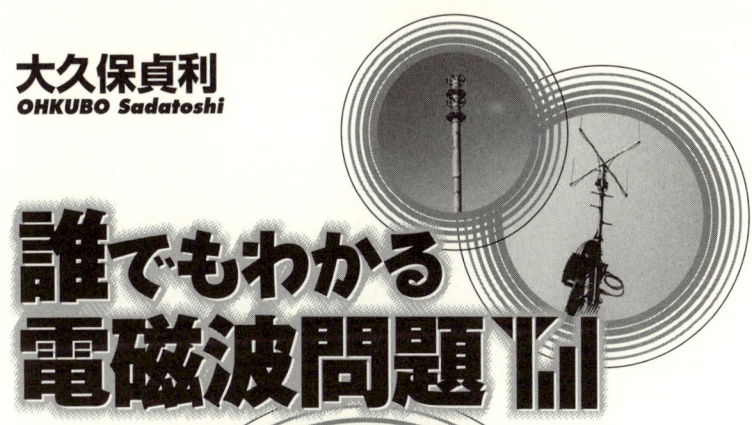

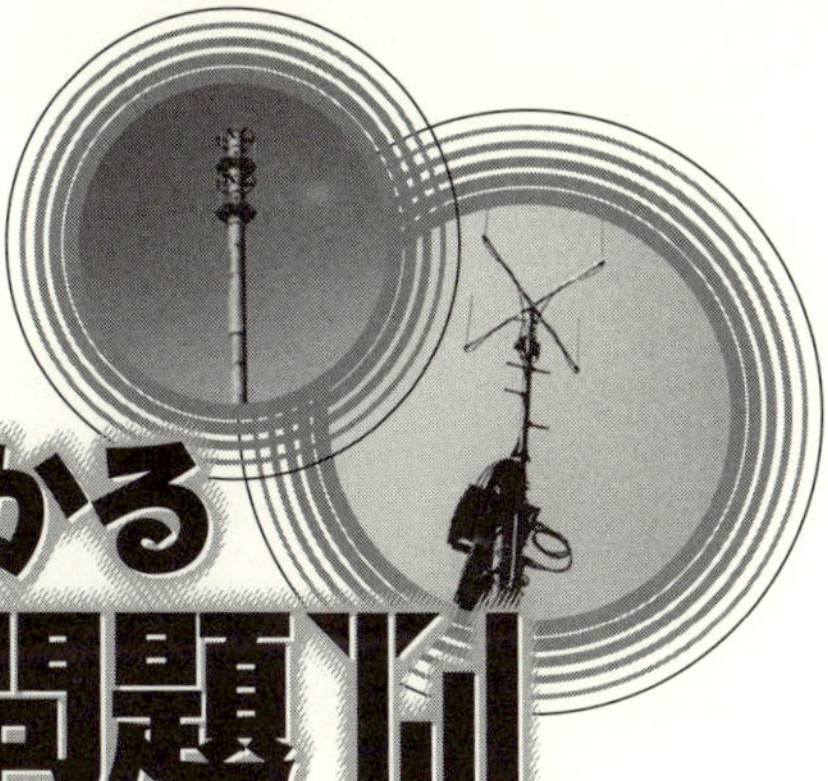

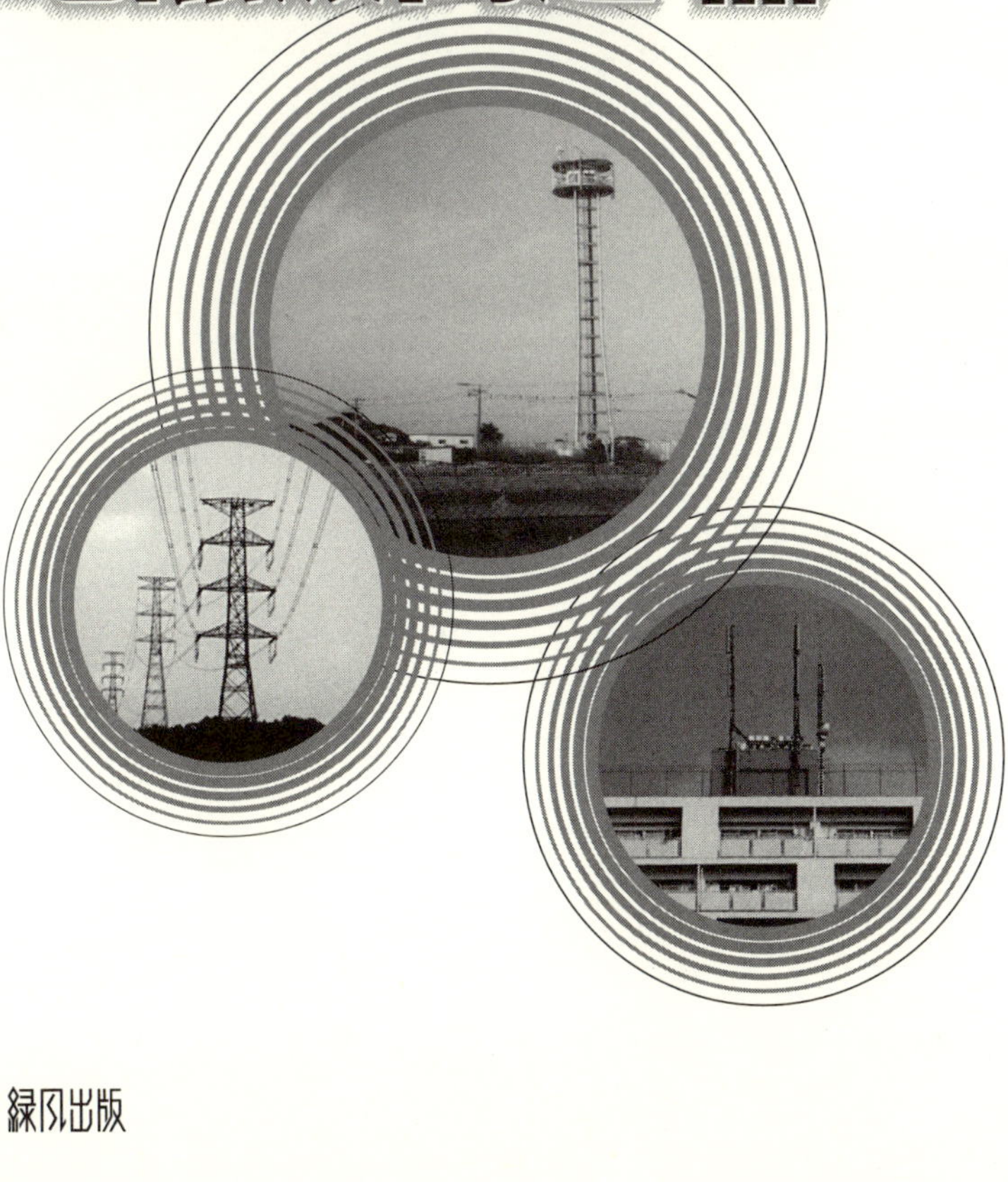

緑風出版

誰でもわかる電磁波問題・目次

誰でもわかる電磁波問題・目次

はじめに

欧米では、電磁波問題は「二一世紀の公害」と呼ばれるほど知名度が高い。

ブルントラントWHO（世界保健機関）事務局長は前ノルウェー首相であり、ノルウェー初の女性首相として世界に知られている。そのブルントラントが、現代病である電磁波過敏症に罹った、と北欧の新聞は一面トップ記事で報じている。彼女は小児科医出身なので、なおさらこの現代病は関心を集めている。

フランス政府は最近「一六歳未満の子供は携帯電話をなるべく使わないように、親が子供に注意すべきだ。また、イヤホンを使うことで携帯電話を頭部に密着させるのを防ぐように。そしてその際も妊産婦は携帯電話本体を腹部から離すように」という旨の勧告を出した。

WHOの下部機関であるIARC（国際がん研究機関）は、二〇〇一年六月二七日、世界一〇カ国（米、英、仏、独、日、カナダ、スイス、スウェーデン、デンマーク、フィンランド）の二一名の専門家によって構成された評価ワーキング・グループによって「極低周波磁場を、人に対して発がんの可能性あり（2B）」に分類することを全員一致で決めた、と発表した。

いま、WHO国際EMF（電磁波）プロジェクトは、二〇〇五年に電磁波の「高周波」と「極低《ごく》周波」の両領域で新しい環境保健基準（クライテリア）を設定するため、八つの国際機関と世界五四カ国に調査協力を求めている。その一環として科学技術庁（現文部科学省）が一九九九年度から二〇〇一年度の三カ年計画で、約三五〇人の小児白血病患者と約七〇〇人の健康な子供を対象に日本で初めての全国規模疫学調査を実施した。その結果、「磁場〇・四マイクロテスラ（四ミリガウス）で小児白血病発症リスクが二倍以上」であることが明らかになった。四ミリガウスとは蛍光灯から二〇から三〇センチメートルで計測される微弱な値である。

私たちは長い間、〝電気は安全なもの〟と思いこんで生活してきた。電気があるところでは必ず電磁波が発生する。極めて微弱な電磁波が、もし健康に影響を与えるとするならば、どうなるであろうか。

私たちは、一度〝常識〟なるものをチャラにして謙虚に「電磁波問題」を考えてみる時代にきているのではないだろうか。

この本は、電磁波問題の三つの分野について取材を中心に取り上げている。三つとは、①高周波（携帯電話、電子レンジ、テレビ塔などで使われる電磁波）、②極低周波（一般の電気製品、送電線、家庭配線、変電所、パソコン等で使われる電磁波）、③電磁波過敏症（電磁波が原因で起こる現代病）のことだ。

たしかに、欧米と較べると日本人の電磁波への関心や認識はとても低い。だが、この本に登場する住民たちの取り組みをみれば、「どっこい、日本人も捨てたもんじゃない」ことがわかっていただけると思う。

情報がきちんと伝わり、判断材料が提供されるならば、日本人は電磁波の本質を十分見抜く、と私は確信している。

電磁波の人体への影響のメカニズムはまだ未解明な段階である。クロでもシロでもない電磁波は灰色の域を出ない。こうしたグレーゾーンに私たちはどのように対処すべきなのか。

それを解くカギが疑わしきものは回避するという「予防原則」であると私は考えている。

電磁波は大人より子供、子供より赤ちゃん、赤ちゃんより胎児に、よりセンシティブに影響を与えると考えられている。予防原則の確立は次世代に対する私たちの責務ではないだろうか。

この本が、電磁波問題を考える一助になれば幸いである。

二〇〇二年一一月

大久保　貞利

第1部　イントロダクション

第1章　電磁波問題への入口

電磁波とは何？

電磁波とは、空間を走る電磁気の波のことである（資料1―1）。私たちはふつう〝電波〟という言葉は知っているが、電場が動けば（変動すれば）そこに磁場が生まれ、磁場が動けば電場が生まれる。したがって〝電波〟とは正しくは電磁波なのである（電場とは電気の力をもつ場で、磁場は磁気のある場のこと）。

携帯電話や送電線から電磁波が出ていることはなんとなくわかるだろうが、電磁波の種類はそれだけではない。電磁波は横波で伝わり一つと一つの山の間を波長という。電磁波は光といっしょでスピードは一秒間に三〇万キロメートル走る。地球を一秒間に七回り半するスピードだ（資料1―2）。

一秒間にいくつ波がくるかを周波数と呼ぶ。五〇ヘルツとは一秒間に五〇回の波がくることを意味し、周波数が多いほど波長は短くなる。周波数が多いか少ないかで電磁波の性質も違ってくる。

資料1-1　電磁波は電界と磁界が交互にからみ合って空間をすすむ

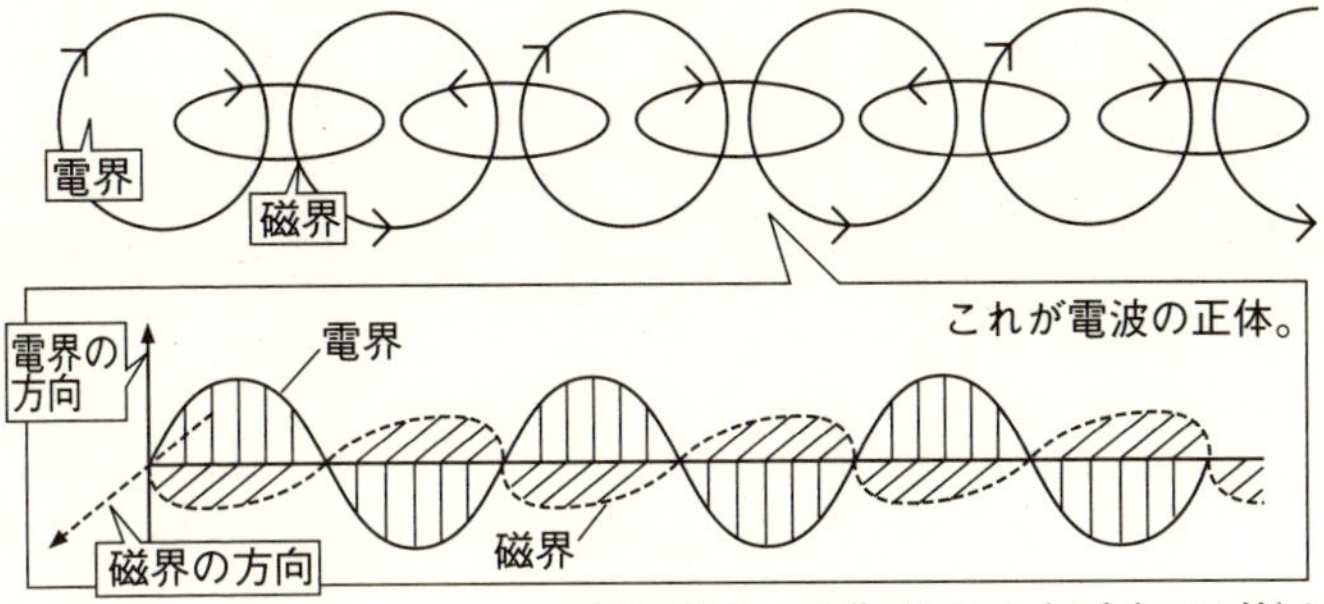

『図解雑学　電磁・電子のしくみ』（ナツメ社）より

資料1-2　波長

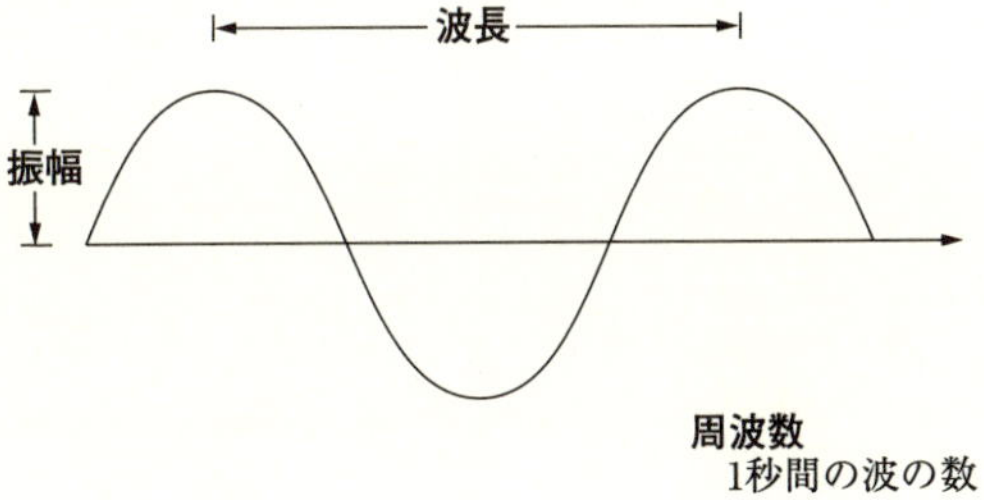

資料1-3　電磁波の種類

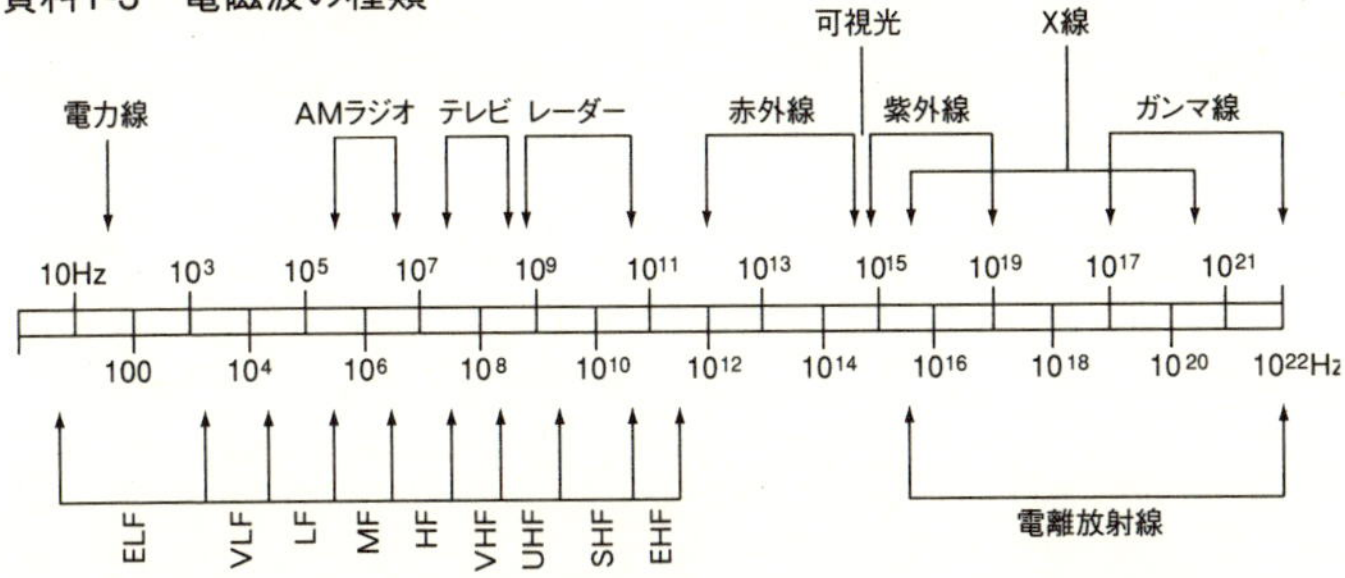

（出典：米環境保護庁）

最も波長が短いのがガンマ線で次がX線。この二つは「電離放射線」と呼ばれ、すこぶるパワーが強い。その次に順に紫外線、可視光線、赤外線でこの三つは「光の仲間」と呼ばれる。紫外線より波長の長い電磁波は大くくりで「非電離放射線」と分類される（紫外線は一部は電離放射線、一部は非電離放射線に範ちゅうがまたがっている）（資料1—3、1—4）。

光の仲間よりさらに波長が長い電磁波が狭義の「電波」である。そして五〇ヘルツ、六〇ヘルツといった長ロングな波長のものを「極《ご》低周波」という（電磁波をより詳しく知りたい人は第十二章のQ&Aを参照）。

この本で取り上げる電磁波問題とは、〝商用周波数〟と呼ばれる五〇ヘルツ、六〇ヘルツの「極低周波」（送電線、配電線、変電所、家庭電化製品、パソコン等で使われる）と、無線波、マイクロ波などの「高周波」（携帯電話、PHS、中継基地局、レーダー、電子レンジ、テレビ波、ラジオ波等で使われる）がもたらすさまざまな諸問題のことである。

電磁波がもたらす問題は二つある。一つは「乱・雑電磁波障害」である。ある機器から出た不要電磁波がノイズとなって他の機器に誤作動をもたらす問題だ。電磁干渉といってもいい。

もう一つは「人体への影響」だ。電磁波の人体への影響は、刺激作用・熱作用・非熱作用がある。刺激作用とは低周波領域で体内に誘導電流が発生し神経や筋などを刺激する作用のことだ。熱作用は人体にあたると全身や局所の体温を上昇させる発熱効果のことだ。一方、刺激作用や熱作用をひき起こさない極めて低レベルの電磁波で細胞からカルシウムイオンが流出したり、ホルモン分泌を

資料1-4　電磁波の分類

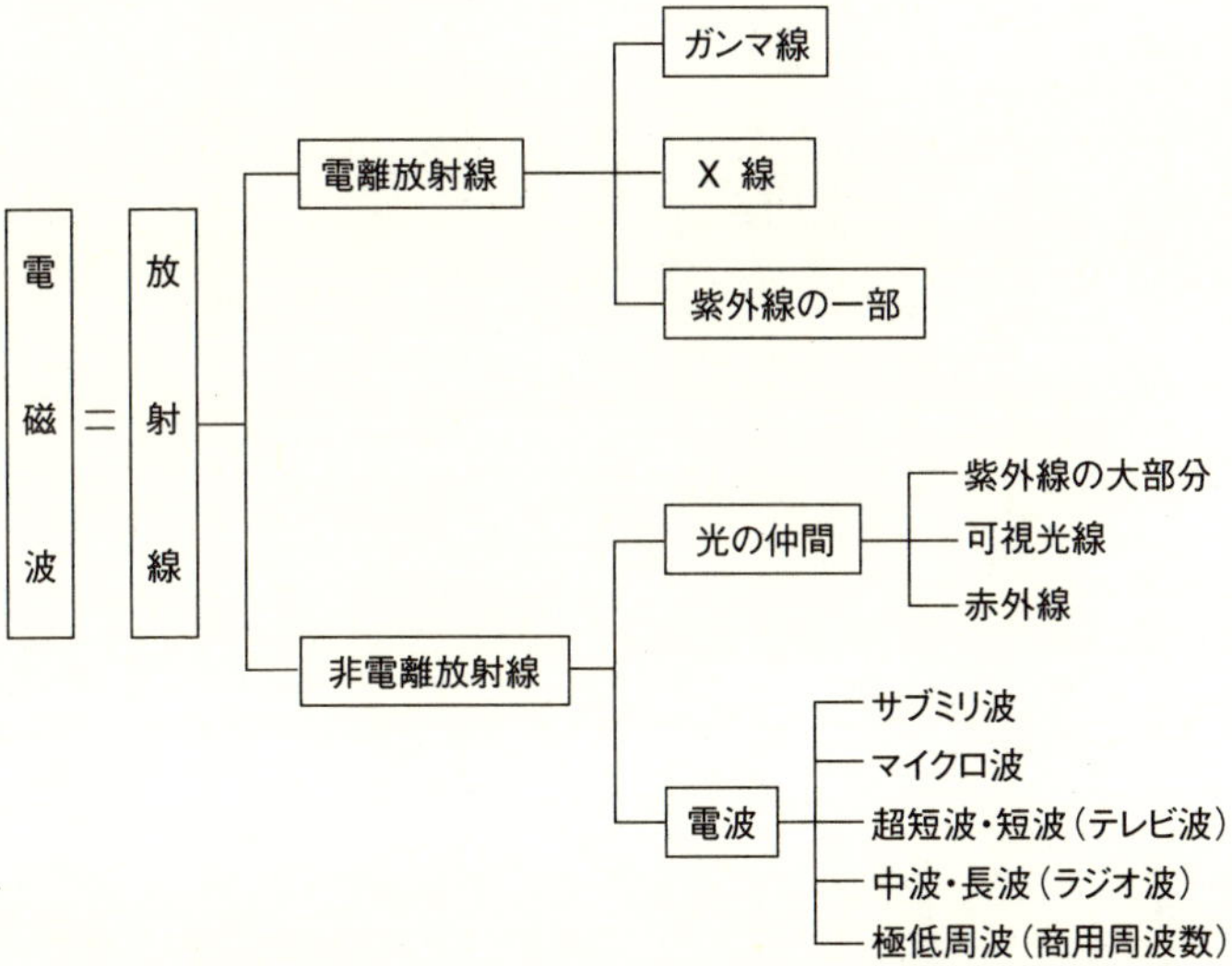

資料1-5　電磁波の影響

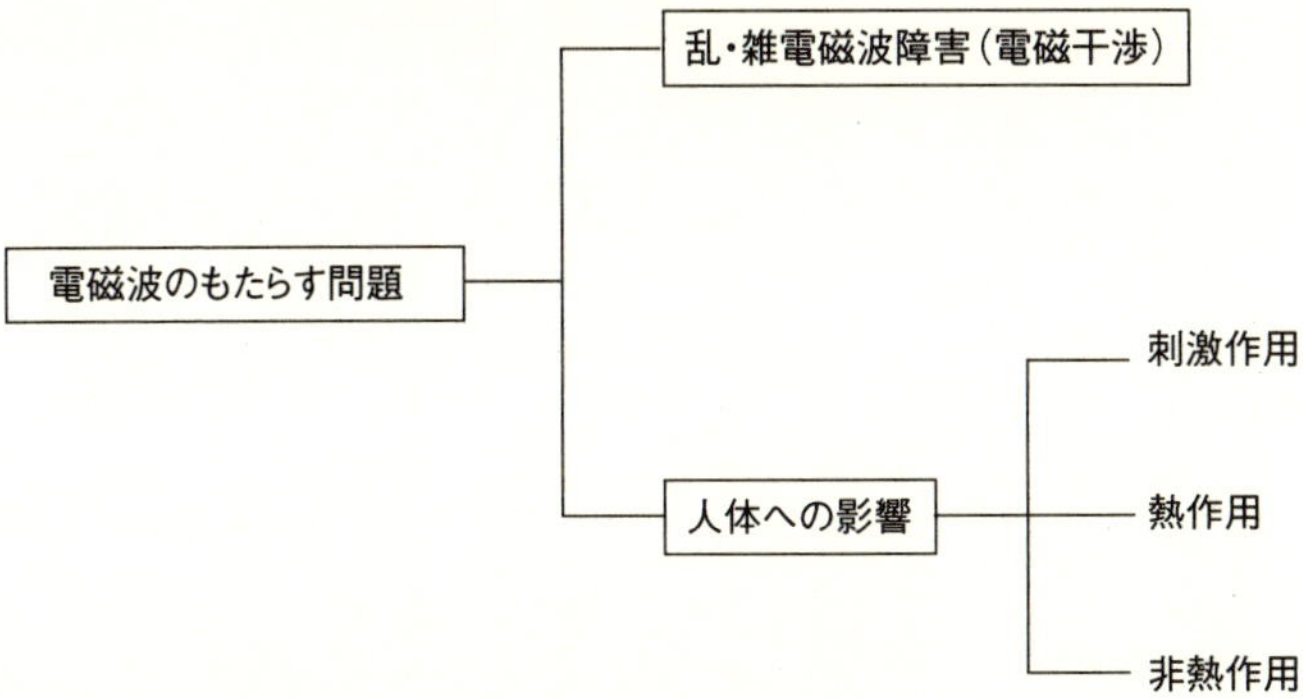

抑制したり、染色体に異常をきたすことがある。これががんや白血病の原因ではないかとみられているが、これらの作用を非熱作用という（資料1―5）。

非熱作用こそ問題だ

日本の政府や電力会社・携帯会社・電機メーカーなど〝電磁波関連〟業界は、電磁干渉と短期間の急性人体影響である刺激作用・熱作用は認める。だが微弱ながらも長期間被曝することで起こる非熱作用は認めようとしない。なぜか。非熱作用は熱作用の一万分の一以下の微量の電磁波でも起こるといわれる。だから非熱作用を認めたとたん、電磁波防護基準値は大幅に厳しくなり、現在のようなやりたい放題の電磁波利用に制限が加えられるからだ。

熱作用だけを問題にしていれば、送電線も変電所も電化製品もパソコンも携帯電話も中継基地局も電波塔も〝安全〟でなんら支障なくクリアできる。しかし非熱作用を認めれば、防護対策、健康補償問題、移転対策などコストと労力のかかる厄介な課題が噴出する。五〇ヘルツ、六〇ヘルツの周波数を扱う経済産業省や〝電波〟を扱う総務省（旧郵政省）からすれば天下り先の縮小にもつながりかねない（五〇ヘルツ、六〇ヘルツは商用周波数と呼ばれ経産省の管轄となっている）。

現段階で極《ごく》低周波や高周波の電磁波が人体に悪影響を与えているという「確たる証拠」はない。もちろん影響がないという確たる証拠もない。電磁波はクロでもシロでもないが〝限りなくクロに近い灰色〟なのである。真実を見極めるため世界中の専門家がさらなる研究をすすめることが重要である。

その際、「微弱で長期間被曝する人体への影響」には疫学調査の充実が大切だと考えている。ヨーロッパの先進国の電磁波対策と日本の対策に大きな開きがあるのは、疫学調査を重視している国と軽視している国の違いだといっても言い過ぎではない。疫学とは、例えばタバコを喫う集団と喫わない集団の肺がん発生率を長期に追跡し、タバコと肺がんの因果関係や発生条件を統計的に明らかにしていく学問だ。

携帯電話中継基地局の建設を巡って建設側は「政府の定めた電波防護基準をクリアしています」と言うが、その基準は電磁波の熱作用を基にしたものでしかなく、一方で、微弱で長期間被曝することによる非熱作用の結果を示す疫学調査結果を軽視、ないしは無視するから住民たちは納得がいかず、不安を抱くのである。送電線や変電所でも同じことがいえる。

換言すれば、まだ灰色の分野について「予防原則」で対処するのか、「治療原則」で対処するのか、のちがいだ。ダイオキシン問題、環境ホルモン問題、薬害エイズ問題、遺伝子組み換え問題、BSE（狂牛病）問題などでも同じことが言える。古くは水俣病問題、カネミ油症問題でくり返した誤ちへの反省がこの国の政府と産業界にはないことへの批判なのだ。

電磁波問題は欧米とちがってまだまだ日本では定着していない。しかしながらこれから報告する各地の闘いは、電磁波問題など知らなかったふつうの人の手で担われたのである。

第2部　高周波問題

第2章　中止された巨大携帯鉄塔建設計画

――福井市北四ツ居の住民たちの取り組み――

のどかな地域に「鉄塔建てます」

人口二五万人の北陸・福井市は県庁所在地としてはのどかな町で、太平洋ベルト地帯の同規模の都市にはない落ち着きが残っている。

ＪＲ福井駅から東方向約二・五キロの所にある北四ツ居地区は、中心街からやや離れていて格好の住宅地である。

この平和な北四ツ居に突然、降ってわいたように巨大携帯電話鉄塔建設の話が持ち上がったのは一九九七年九月のことだ。北四ツ居自治会役員会に九月二十一日、ＮＴＴ北陸ドコモ㈱が「携帯電話の中継塔を建てる計画」の説明をしにきた。この段階では鉄塔の高さなど詳しい内容は示されなかった。それなのにこの役員会の直後に、ドコモの建設部門子会社「ファシリティ」と工事を請負った地元業者が建設予定地近隣に鉄塔建設を前提にあいさつに回った。「手続きからして建設前提で話をすすめるのはおかしい」という当然の声が役員から上がり、九月二十五日に再度、役員とこんどは近隣地区も対象にドコモの説明会が行なわれた。

ドコモ側の説明は歯切れが悪く、その場で三〜四人の住民から強行反対の声が出て、「自治会全体に説明すべきだ」となって十月五日に再々度、つまり最初から数えて三回目の説明会が自治会を対象に開かれた。

当時、自治会の体育委員（町内のスポーツイベント係）だった塚谷英男は、建設を前提にしたドコモのやり方もさることながら、鉄塔から発射される電磁波になんとなく不安を感じた。そこでいろいろ調べるうちに学習研究社発行の環境雑誌に電磁波問題の特集を見つけ、そこに名前の出ていた「ガウスアクション（電磁波問題市民研究会の前身）事務局長（筆者）」の連絡先を学研編集部から聞き出した。こうして筆者と連絡をとった塚谷はすぐに筆者の東京の職場まで訪ねてきて「電磁波はなにが問題か」を貪欲に吸収し福井に戻った。塚谷の熱心さ、行動力に正直言って筆者も舌を巻いた。

にわか勉強ながらも電磁波問題が考えていた以上に根が深いことを知った塚谷は以後、地元で反対運動の中心人物として活躍する。

九七年十月二十五日に北四ツ居自治会は臨時総会を開き、その場にいた全員一致で建設反対を決議し、反対署名運動を展開することにした。塚谷英男に有利に働いたのは、父親が以前自治会長をしていたいわゆる〝地元の顔〟で、反対運動に乗り気でなかった当時の自治会長に叛旗をひるがえし会長選に打って出、自治会長に当選したことだ。北四ツ居自治会始まって以来の会長選挙であった。こうして自治会長となった父親が全面的に塚谷を支援してくれた力は大きい。ふつうはどこでも自治会が動いてくれないで悩むケースのほうが多い。

さらにその後の反対運動にとって幸運だったのはこの問題がきっかけで結成された「電磁波から子供を守る母親の会」（その後母親の会から父母の会に改名）の守内雅美会長が塚谷のよきパートナーとして動いてくれたことだ。

守内は夫が医師で、彼女自身看護師だったこともあり〝子供の生命を守る〟ことに敏感で、正義感が強く理不尽なことに屈することが許せないタイプの女性である（守内はこの当時二人の子の育児で仕事を休んでいたが、現在〈二〇〇二年十月〉は看護師の職に戻っている）。塚谷も「守内さんがいなかったら、途中でくじけたかもしれない」と後で述懐している。

NTTドコモが北四ツ居に建設しようとした鉄塔は、三階建の通信ビル（高さ一五メートル）の上に五〇メートルの高さの通信鉄塔を建てるという大がかりなものだ。ドコモの完成イメージ図（資料2―1参照）でわかるようにふつうの携帯電話中継基地局と異なり、地上高六五メートルでいくつもパラボラアンテナがついていて周囲を威圧する巨大鉄塔（資料2―3参照）だ。これはふつうの携帯中継基地局を「子」とすると「親」にあたる中継局なのだ。景観の点だけからしても閑静な住宅地に不釣り合いなことは明らかだ。

しかも鉄塔予定地の東一二〇メートルに円山小学校があり、他にも近隣に病院や保育園がある。住民たちが鉄塔建設に反対する理由の一つは、鉄塔で送受信する電磁波が健康に及ぼす疑いがある

ＮＴＴドコモ福井通信ビル

（イメージ図）

1．建設規模
・鉄骨鉄筋コンクリート造
・地下無し、地上３階建て
・延べ床面積　約2,700㎡

2．鉄塔規模
・パイプトラス
・地上高　65m

3．計画地
・福井市北四ツ居3丁目

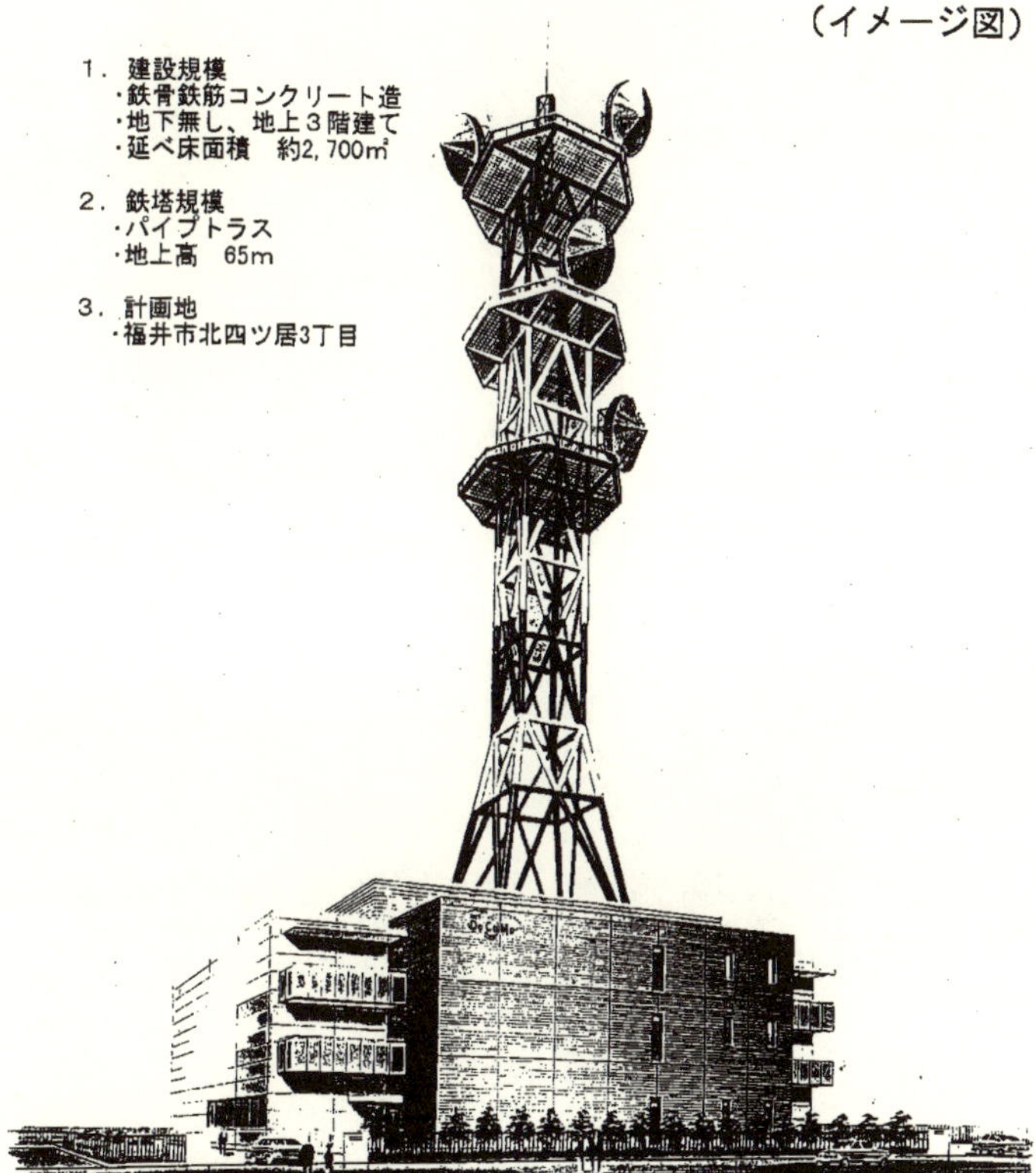

資料2-1　福井市北四ツ居通信ビル完成イメージ図（ドコモ側資料より）

こと。二つには、建設予定地は住宅密集地で、かつ学校・保育園・病院に近接していて不適切なこと、である（資料2―2）。

親基地とは何だ

もう少し鉄塔について説明しよう。敷地面積は三六三〇平方メートル（一一〇〇坪）、通信ビルは延べ床面積が二七〇〇平方メートルで三階建て。ふつうの基地局は携帯電話と直接交信する〝基地局〟だが、北四ツ居のは、その基地局と交信する〝中継局〟でおおむね三〇キロ毎に建てて日本中を中継する親基地である。パラボラアンテナはそのためのものだ。さらに敷地内に「交換施設」もつくる。交換施設とは電波を増幅したり、他のNTTビルと結ぶ施設だ、とドコモは説明している。

ところが説明会を重ねていくうちに発覚したのだが、はじめは「基地局ではなく、中継局です」と言っていたのが、そのうち「基地局にしたいと思います」に変わっていく。つまり親基地であるが子基地の役割ももたせるというのだ。ある意味ではもっともな話だ。せっかく建てるのなら携帯電話と直接やりとりする機能もつけたくなるのが企業論理というものだ。

電磁波問題は福井市に限らずこの日本ではまだまだあまり知られていない。鉄塔予定地直近の自治会は三つある。北四ツ居自治会、円山自治会、新円山自治会だ。そのうち北四ツ居自治会は明確

資料2-2　NTTドコモ基地局の建設予定地と電波の強さ

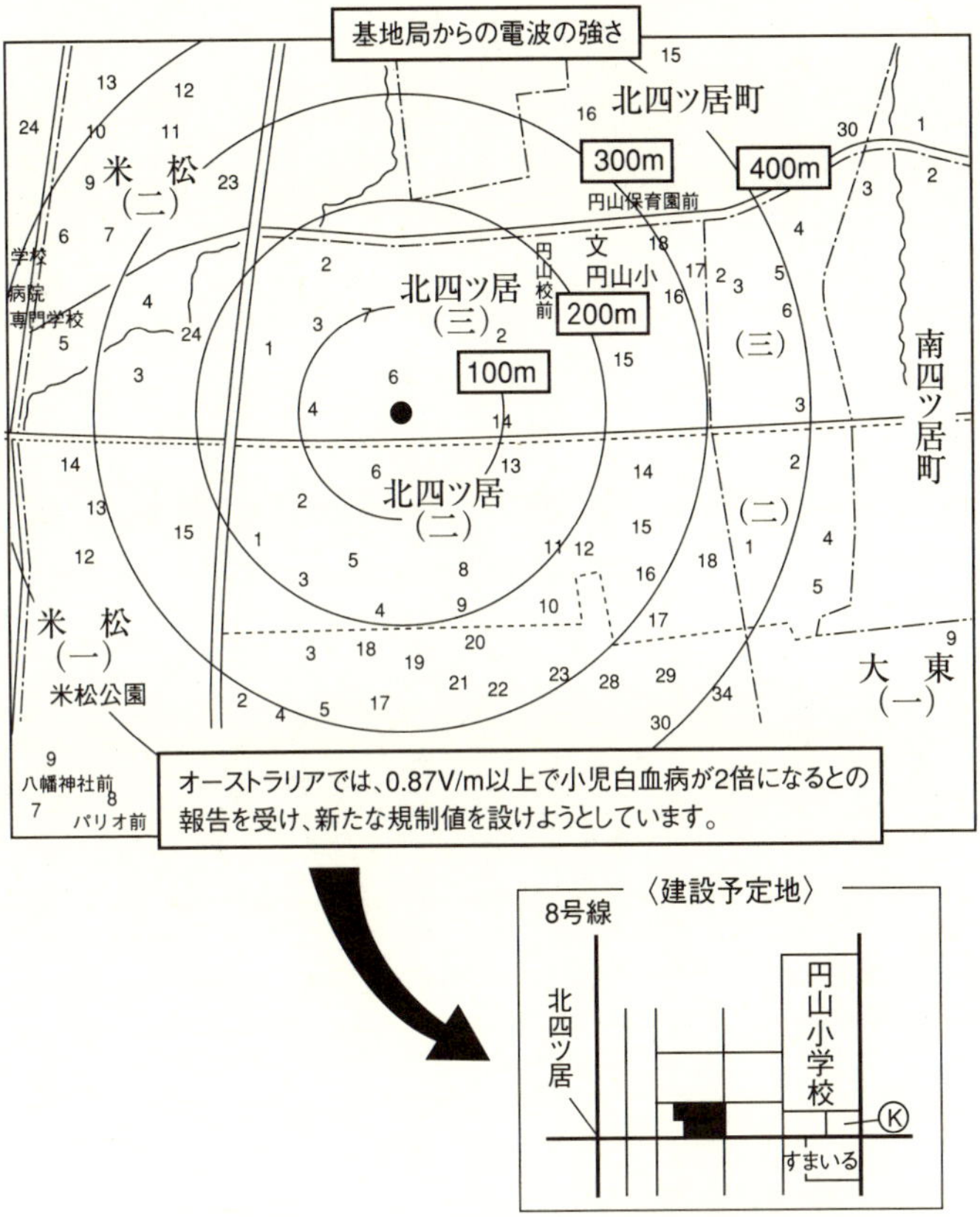

基地局からの距離	0m	100m	180m	200m	300m	400m
電界強度（V/m）	0.43	0.27	0.84	0.77	0.33	0.15

（電界強度はNTTドコモ発表）

に建設反対を打ち出したが、残りの円山と新円山は反対の立場をとっていない。それどころか新円山自治会は建設OKの協定書に調印までしていた。新円山自治会には建設を請け負った地元業者が住んでいる、といった事情もあった。

塚谷・守内は、初め予定地に近い円山小学校のPTAを動かせば、かんたんに勝てると思っていた。しかしこれは北四ツ居に限らないことだが、一般的にPTA会長や校長は事なかれ主義に流れやすく、反対運動には組みしないケースが多い。「いろんな立場の人がいるから」と〝中立〟を装いPTA会長と校長は責任逃れに終始した。

こうした周囲の状況を踏まえて住民たちが選んだ方針は以下だ。

(1) 携帯電話そのものは否定しない。したがって中継基地局建設自体は全否定しない。

(2) しかし小学校や病院のある住宅地域に中継基地局を建てることは納得できないので、なぜこの場所かについては徹底的に問う。

(3) 電磁波の安全性についてドコモと論議することで、電磁波の影響を広く住民に知ってもらう。

(4) 自治会組織を使って反対するとともに政党色は一切出さない。

(5) マスコミに働きかけるし、地域に看板を建て大いにアピールしていく。

(6) 住民向けにわかりやすいニュースを発行し、現状を常に伝えていく。

(7) 福井市役所に働きかけドコモを孤立させる。

北四ツ居の住民はこうした考えの下（といってもこれは事後の総括として塚谷がまとめたもので、明確な方針がでていたわけではない）に二回の学習会開催（九七年十一月八日は筆者が講師、九八年一月二十四日は電磁波問題の著書のある天笠啓祐氏が講師）。電磁波から子供を守る父母の会発行ニュースレター『元気に大きくなれ円山っ子〜ストップ・ザ・通信鉄塔』を二二号まで発行。ドコモの住民説明会八回開催（最大で二五〇名参加）。市（市長、教育委員会、議会）への陳情四回（多い時は六〇人参加）。

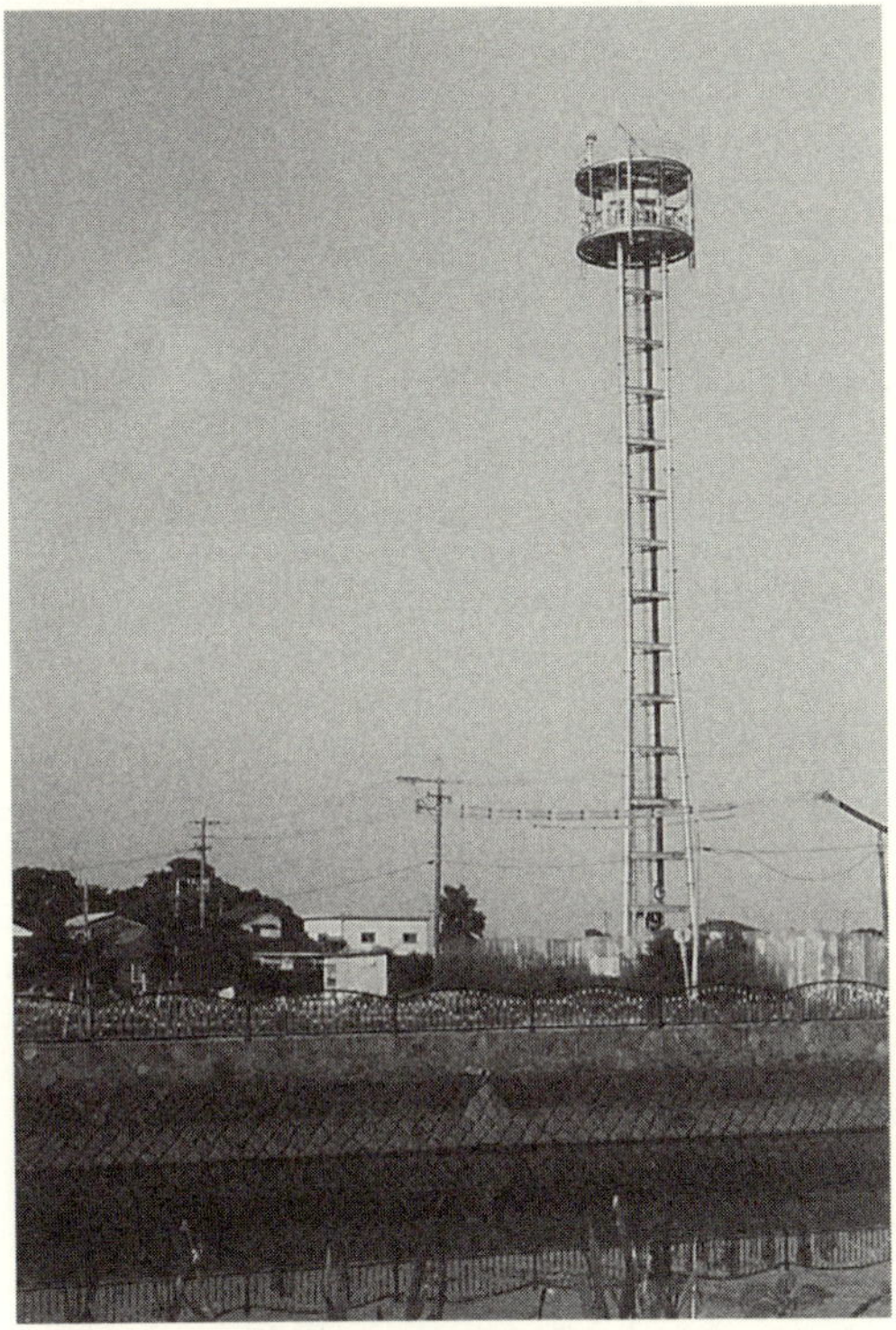

資料2-3　通常の携帯中継基地局（子にあたる）

郵政省（現総務省）北陸電気通信監理局への陳情四回。ドコモ社への要請四回。反対署名数五一八六名。ドコモによる電磁波強度の公開測定実施。地域内に反対の看板をいくつも設置（資料2—4参照）。マスコミへの積極的働きかけ（資料2—5参照）、など多様な取り組みを行なった。

九八年五月十九日には塚

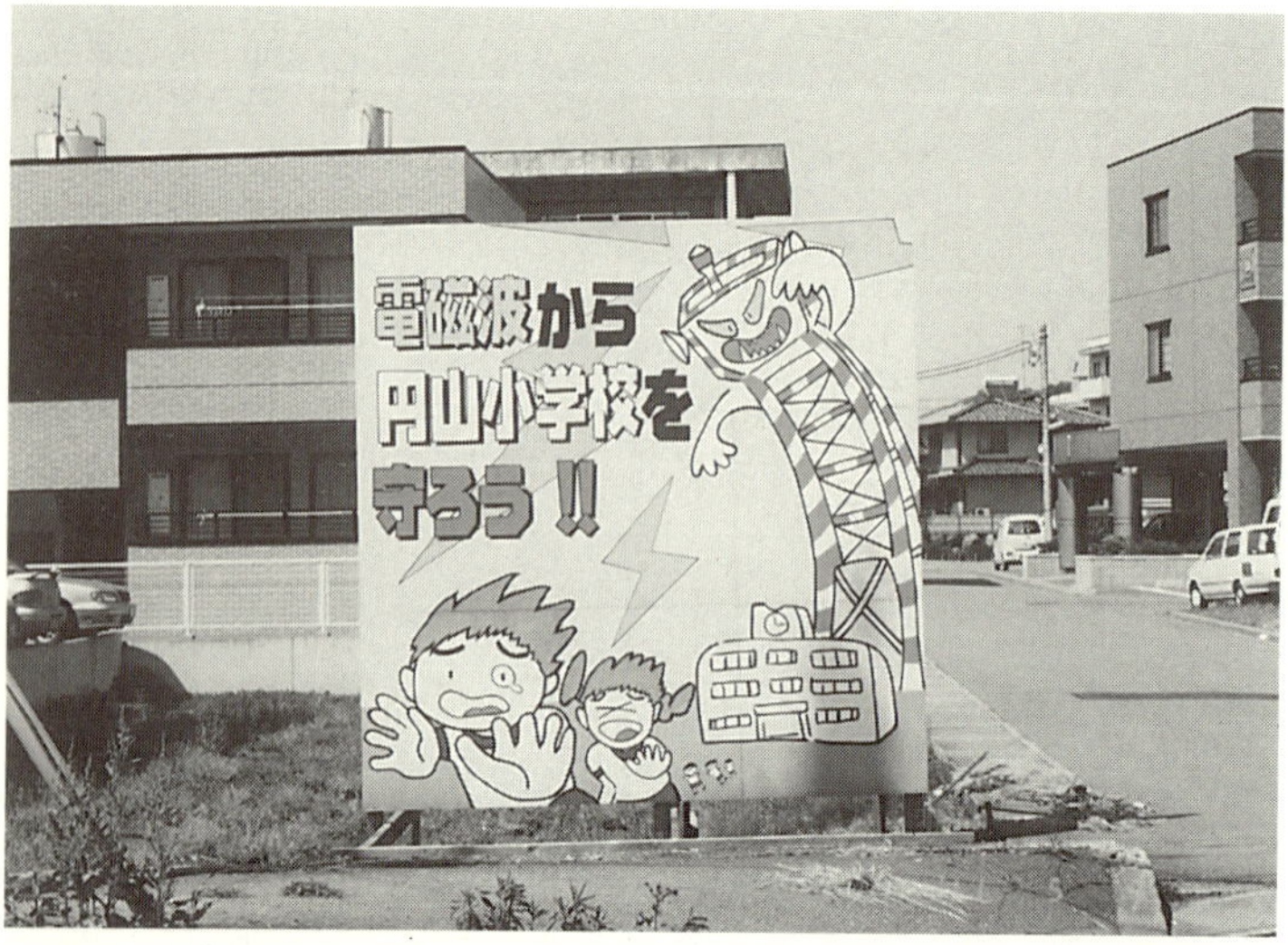

資料2-4　見事な看板が建った

谷と守内二人は上京し、地元選出の国会議員の仲介でNTTドコモの常務と課長に会った。

ニュースレター『元気に大きくなれ円山っ子』は守内の担当だが字は大きく、グラフやマンガや記事をとり入れ読みやすい。一つだけ紹介すると第一一号（九八年五月十五日発行）ではドコモが発表した既設基地局の距離別電磁波強度が載っているが、ふつうは数字の羅列で無味乾燥なデータを独自にグラフにして提示した。「基地局直近より一四〇メートル～二二〇メートルまでが最も強く、円山小学校がこの範囲にスッポリ入る」ことをわかりやすく図示している（資料2―6）。

こうした取り組みが進むうちに九七年十二月はじめには、円山周辺一六自治会のうち一三自治会が反対署名に協力することを決め、署名数が一挙に増えていく。

携帯電話中継局

強制着工させないで

福井の反対住民市に要望

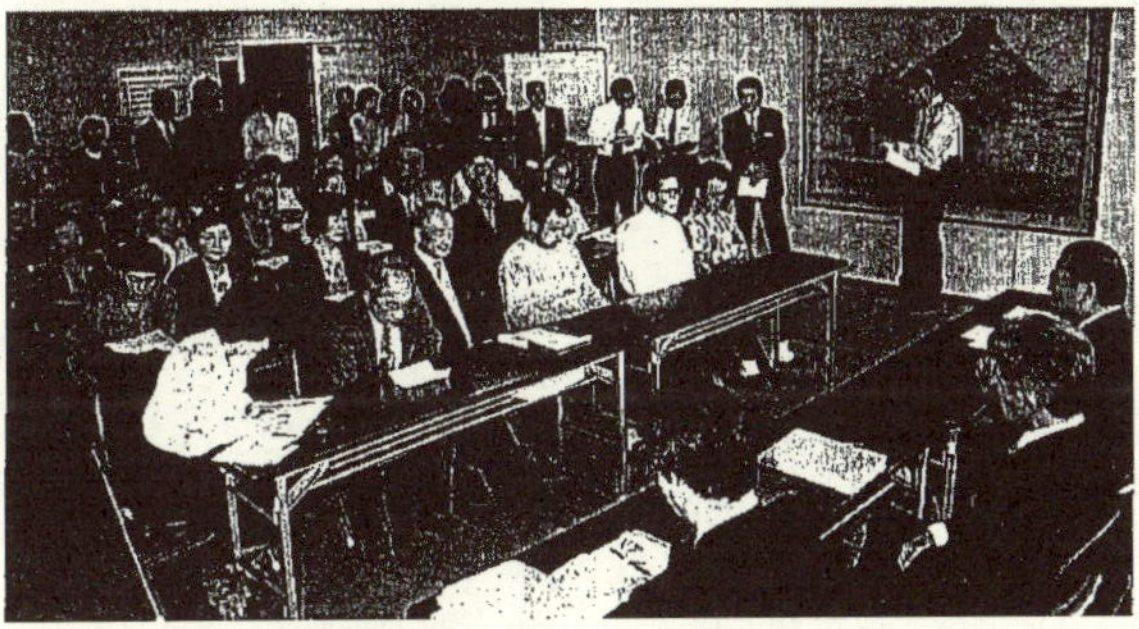

市と話し合いをする周辺住民＝福井市役所で

住民『電磁波の影響心配』

市『行政の介入は困難』

　福井市北四ツ居三丁目に計画されているNTTドコモ北陸（本社金沢市）の携帯電話の中継局から出る電磁波の人体に与える影響を心配し、建設に反対する周辺住民らが四日、福井市役所を訪れ、清水彰一助役らに問題への行政側の積極的な取り組みを求めた。これに対し、市側は行政の介入の難しさを説明し、話し合いは平行線をたどった。

　住民らは、円山小学校近くに建設予定の同施設に強く反対し、陳情や署名の提出などの運動を繰り広げている。しかし、五月八日に福井市から建築確認が下り、近く着工の運びとなることが予想され、五月二十二日に続いて訪れた。

　この日は、北四ツ居自治会や円山自治会など五つの自治会から約七十人が出席。住民側から「強制着工をさせないことと、ドコモ側がオープンな話し合いを開くことを市が責任を持って、ドコモ側に働き掛けてほしい」「中継局が建ったら、円山小に子供を通わせ

資料2-5　反対運動を報じる新聞（『中日新聞』1998年6月5日付）

危機と好転が交互に

　運動における最初の危機は市が九八年三月二十六日に、ドコモの「建築確認申請」を受理したことである。福井市としては「市としても住民側の意向はドコモ側に再三、伝えてある。市として引続きドコモと話し合うが申請を受理しないわけにはいかない」（森長企画調整室政策理事）というのだ。住民たちは約三五名ですぐに翌日三月二十七日に郵政省北陸電気通信監理局とドコモに陳情と抗議行動を

とった。四月七日には市長と市教育長、市議会議長あてに住民約三五名で、反対署名五一八六名分をもって陳情行動を行なった。この行動は新聞六社が大きく報道した。

だが、九八年五月八日、市は正式に建築確認を下ろしてしまう。事態がここまで進んできたため、もう通り一遍の陳情行動では事態打開が図れないため、五月二十二日に四〇名で市助役に緊急陳情し、翌月六月四日にも約六〇名で助役に会い、「あくまで市が建設を法規にのっとり許可するならば、小学校の移転を求めていく大運動を今後は展開する」ことを通告した。

話は相前後するが、ドコモの説明会はドコモ側にボロが多く、開くたびに住民側の厳しい質問に答えられない場面が続出した。そのためドコモ側は説明会開催を渋り、既成事実を積み重ねていくやり方に変えてきていた。

だが、助役への強力な緊急陳情で市側の働きかけがあったとみえ、ドコモは六月二十日に久しぶりに説明会を開くことを約束してきた。場所は円山小学校体育館である。当日、体育館に二〇〇人を超える住民が集まり、体育館は反対の声に包まれた。

こうした住民の盛り上がりが大きかったのであろうが、ある意味でターニングポイント(転換点)となるでき事が起こった。地元の新円山自治会は建設賛成派としてドコモと協定書を結び、建設OKの内容で調印していた。これがドコモにとっては最大の拠り所であった。ところが円山小学校体育館での説明会直後の七月五日に新円山自治会の臨時総会が開かれ、「協定書の破棄」を決議したのだ。ドコモにとって大打撃となったことは想像に難くない。

資料2-6　住民のニュースレター『元気に大きくなれ円山っ子』第11号

基地局からの距離別電界強度（送信機出力96W…高さ20mの場合）

北陸移動通信網（株）

円山小学校

基地局からの距離（m）	電力密度Sx（μW/cm^2）	電力密度の防護指針との比較
0	0.051	約　10,000分の1
20	0.041	約　15,000分の1
40	0.015	約　40,000分の1
60	0.009	約　65,000分の1
80	0.008	約　70,000分の1
100	0.020	約　30,000分の1
120	0.024	約　25,000分の1
140	0.116	約　5,000分の1
160	0.184	約　3,000分の1
180	0.188	約　3,000分の1
200	0.160	約　3,000分の1
220	0.116	約　5,000分の1
240	0.084	約　7,000分の1
260	0.059	約　10,000分の1
280	0.042	約　14,000分の1
300	0.030	約　20,000分の1
320	0.023	約　25,000分の1
340	0.016	約　35,000分の1
360	0.011	約　50,000分の1
380	0.008	約　70,000分の1
400	0.007	約　90,000分の1
420	0.005	約　120,000分の1
440	0.004	約　150,000分の1
460	0.003	約　200,000分の1
480	0.002	約　250,000分の1
500	0.002	約　300,000分の1
520	0.002	約　400,000分の1
540	0.001	約　500,000分の1
560	0.001	約　650,000分の1
580	0.001	約　700,000分の1

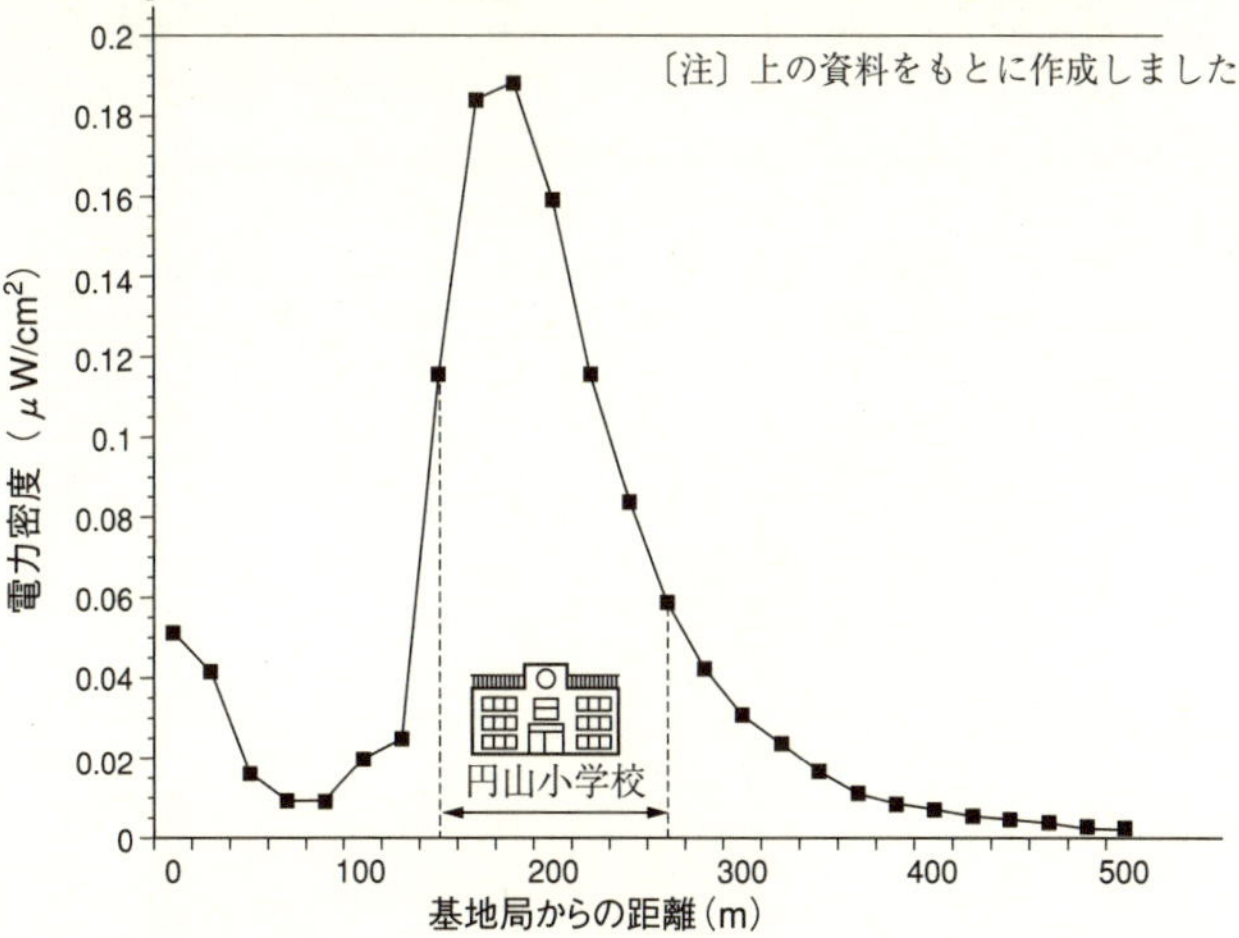

〔注〕上の資料をもとに作成しました

七月十九日には円山小学校体育館で六月二十日に続く「第二回目説明会」が開かれ、前回を上回る二五〇名以上が参加した。

多くの人がいろいろな立場からドコモを追及した。住民運動というのは意外性の連続である。静かな住宅街にこんな人たちがいたんだ、と塚谷は驚いた。こうした住民側の人材の豊富さに比べて、ドコモの対応はお粗末なものだった。

九月に入ってドコモから「(前文省略)次回説明会はこれまでの貴会(電磁波から子供を守る父母の会のこと)との話し合いの経緯を鑑みますと、理解を得られる場となっていないため、当面、説明会は見合わせたいと存じます」(NTT北陸移動通信網株式会社取締役設備部長室賀和熙名)という人をくったような内容証明郵便が届いた。

住民たちはこの文書が「強制着工」をドコモ側が決意した可能性を示すものとして、実力阻止行動も含めた一層の団結体勢をとることに専念する。塚谷個人はいざとなれば裁判闘争も辞さぬ決意を胸に秘めていた。住民たちはドコモが強行着工に来た時は住民総動員で予定地をグルリと人間の鎖で囲み、マスコミに連絡して「暴力企業ドコモ」を演出する策を真剣に考えていた。

九月に「説明会当面延期」を通告してきたドコモだが、紆余曲折を経てその年九八年十二月十九日に住民と話し合うことになった。ところがまたしてもドコモは信義違反を犯した。十二月十九日の四日前になって突然、話し合いの中止を求める以下の文書を送ってきた。「(前文省略)貴会出席者が不確定であること等、弊社との間で真摯な話し合いができない状況にあると思料されることか

ら、今般の話し合いにつきましては中止させていただきたいと存じます」（NTT北陸移動通信網株式会社名）

ドコモの二転三転する態度に住民たちは不安と警戒心を募らせた。闘いが始まって二回目の年が明けた九九年三月二十二日にドコモから文書で「説明会関係は当面見合わせる。敷地管理の都合上周辺に最小限の防護柵を四月五日に設置する」旨通告してきた。「あの時は正直言ってヒヤッとした」と塚谷は後に述懐している。だがこの防護柵設置はドコモの幕引きを意味していた。

その後、まったく動きがなく、それから二年後の二〇〇一年十二月二十五日（クリスマスの日）、ドコモは代理人弁護士名で建設中止の通知書を送りつけてきた。

ドコモが内容証明つきで完全敗北を認めた珍しい文書である。

「（前略）幾多の経済的側面における得喪関係を考慮するに建築計画を中止することが最善と判断するに至りました」（株式会社NTTドコモ北陸　代理人弁護士西徹夫）

二〇〇二年五月、この本の取材のため久しぶりに福井で塚谷と守内に会った。

「なにが勝因か」の問いに塚谷英男はこう答えた。「人に恵まれたことが大きかった。いろいろな場面でいろいろな人が出てきてくれた。ドコモ側のエラーも多かった気がする。はじめの頃の説明会で『住民の八〇％の同意がなければ着工しない』とドコモは言った。その後言いかえたが住民たちは覚えている。福井市に対して『鉄塔が建ったら円山小学校移転の運動を起こすぞ』と迫ったことも市側に影響したと思う。その時から市も本気で仲介するようになった。強行着工をドコモがするなら住民たちは実力阻止するつもりだったし、裁判も辞さないと私個人は覚悟していた。そうした住民側の本気をマスコミやニュースレターで広く伝えたことがドコモを追いつめたのだと思う。やっている時は状況など見えないが、ドコモ側が何を考えているのか常に考えていくなかで、やがて相手の出方もみえるようになってきた。小さな小さな取り組みのつみ重ねが結局は大きかったと思う」

守内雅美は「状況が苦しかった頃は家で一人で泣いていました。なんで正しいことがわかってもらえないんだろうと。金や権力という汚いやり口にがまんができず、つい涙が出てしまいました。ようやくけじめがつき、ふつうの生活に戻れます。いい経験でした」——。

第3章　電磁波シャワーはまっぴらごめん！

――熊本市御領・沼山津の闘いから「中継塔問題を考える九州ネットワーク」設立へ――

基地局トラブル続出

猫も杓子も携帯電話を持つ時代だ。携帯電話は移動電話のため中継する基地局（アンテナ）がなければつながらない。というわけで雨後のタケノコのように中継基地局がどんどん増えていく。それに比例して全国で二〇〇地域以上で基地局建設を巡る周辺住民トラブルが起こっている。新聞などで報道されないが問題が起きている所を含めればもっと多いであろう。

トラブルの原因は、①安全性が確認されていない電磁波、それもエネルギーの強いマイクロ波が中継基地局アンテナから照射されるが、マイクロ波を二四時間、間断なく浴びせられることへの周辺住民の不安、②周辺住民への十分な事前説明がなく、地権者やごく一部の人とだけこっそり話し合いをし基地局を建てようという携帯会社の横暴な姿勢、に集約されるといって過言ではない。

前章で紹介した福井市北四ツ居の鉄塔反対運動のように一つの地域で住民たちが立ち上がるというのが基地局トラブルの一般的ケースだが、九州地区は違う。「中継塔問題を考える九州ネットワーク」（工藤幸盛代表・宮崎周事務局長）が二〇〇〇年十一月に結成され、現在九州の四〇の地域がネットワークに結集し、共同の力で情報交換や相互の支援活動を行なっている。

巨大な携帯会社に立ち向かうには、住民側も理論武装し、行政・議会・マスコミ等に幅広く働きかけ、携帯会社の手口の不当性を明らかにすることで周辺の住民や地域世論を味方にしていく努力が必要だ。そうしたノウハウを共有できる地域のネットワーク運動はすこぶる大事である。

電磁波問題に限らないが、環境問題の住民ネットワークは一朝一夕につくれるものではない。四〇地域が加入する九州ネットワークも結成に至るまでには苦闘の歴史がある。その震源地は熊本市の御領《ごりょう》地区と沼山津《ぬやまず》地区の二つであるが、紙面の都合で御領地区の闘いを中心に経緯をみていこう。

九州のへそ・熊本市

熊本県熊本市。人口六六万人。今でこそ九州の中心といえば福岡市と答えるのが一般的だが、地理上からいうと九州の中心は熊本市だ。実際、昔の九州軍管区は熊本に本部を置いていた。その名残りで総務省九州総合通信局は熊本市にあり、ここが九州全域を管轄している。

「御領」地区は熊本城から八キロほど離れた市の東部にある。

一九九六年十一月のある日、町内自治会の一人の理事（いわゆる班長）が自治会長宅に行き「なにやら町内に通信鉄塔が建つということを聞いたが、説明会を開くべきではないか」と尋ねた。自治会長は「説明会を開くつもりはなかったが、理事から話が出た以上開こう」と答えた。日本全国、携帯会社の手口はどこも同じで、自治会長や区長といった地域の一部の人や地権者とだけ話をつけ、とにかくまわりが知らないうちに中継基地局を建ててしまおうとする。当然そこになんらかの金品供応が携帯会社からあろうことは想像に難くない。御領地区では予定地のごく近隣に携帯会社からあいさつがあったので発覚したのだ。

ともあれ九六年十一月十七日に地域説明会が開かれることになった。携帯会社名は「九州セルラー電話㈱」、現在のKDDI＝auである。四方を住宅に囲まれた約四〇〇平方メートルの土地に高さ四〇メートルの携帯電話中継基地局鉄塔を建てるという。この時の説明会は、セルラーと自治会長とで綿密な打ち合わせがあったとみえ、①説明会に地域住民以外は入れない、②説明会は一回限り、③自治会としては建設に反対しない、という筋書きで自治会長は押し通そうとした。説明会には約七〇人が参加していたが、当然ながら参加者から「それはおかしい」という声が上がった。当時、住民たちは電磁波について何も知識はなかったがセルラーがやたら説明会で「電磁波は危くない」と力説するものだからかえって「なんだ電磁波って？」と疑問がわいた。住民を一番怒らせたのは「既に建築確認をとっており、あとは法律に沿って進めるだけです」とセルラーが対応したことだ。

納得しない住民たちは「再度説明会を開け」と要望したが、自治会長は断固として開かないの一点張りだった。

怒った住民たちは新聞記事を集めたところ、熊本市内の「新大江」地区で鉄塔反対運動をしているのを知り、ツテを頼って新大江の人にきくと「セルラーは勝手に話をすすめるからまず市役所へ行け」と教えられた。説明会の翌日（十一月十八日）にすぐに市役所に事情を聞きに行くと、セルラーは「事前の説明会を済ませ、住民の了解は得ている。その場で特に反対はなかった」と市に虚偽の報告をして申請し、すでに市から建築確認が下ろされていた。

あわてた住民たちはさらに調べたところ、九州にはＮＴＴドコモ・九州セルラー電話・デジタルツーカーの三社の携帯会社があり、すでに九州だけで中継塔が七〇〇カ所に建てられ、さらに三〇〇カ所に建てる計画だという。一方で熊本市新大江だけでなく福岡市など九州内の一〇カ所で反対運動が起こっていることもわかった。

住民の九割の署名を集める

新大江地区でタイミングよく、十一月三十日に荻野晃也博士（京都大工学部）の電磁波講演会があり御領から一一名が参加し、人体に悪影響を及ぼすとする研究が多数あることをきき、電磁波が自分たちが考えている以上に大変なものだということを知った。

十一月十七日の最初の説明会の翌日に集まった住民たちで、会をつくることを一応決めていたが、十二月二日、約四〇人が集まって正式に「託麻《たくま》の環境を守る会」を発足させた。代表は工藤幸盛、事務局長は川上博で、この日から毎週金曜日に定例の役員会を開くようになる。

すでに建築確認が下りているので「鉄塔建設反対」と「住宅地から離れた所への建設地移転要求」で署名を集めることから始めることにした。自治会長が妨害するため自治会として回覧はできなかったが、わずか二週間足らずで一五七五名の署名を集めた。当時町内人口は一七五五人だから九割の人が署名したことになる。

次にまず市役所（参加者一五人）、続いて県議会（同五〇人）、市議会（同三七人）と陳情行動を行なった。県知事と熊本市長には陳情書を年内のうちに提出した。陳情行動には新大江地区の他に熊本市の隣にある菊池郡菊陽町ひばりヶ丘の住民も同行した。

新大江は、住宅地の真中に九州セルラーが三五メートルの中継基地局鉄塔を建てようという計画をすすめていて、住民約八〇人で「反対期成同盟」を結成し闘っていた。菊陽町ひばりヶ丘は、町の住宅モデル地区に指定されているひばりヶ丘地区にセルラーが四〇メートルの中継基地局鉄塔を建てようと計画しているのを自治会ぐるみで反対していた。

年が明けた一九九七年一月十一日、新大江、菊陽町ひばりヶ丘、御領の三カ所の住民は「中継塔建設反対ネットワーク熊本」をつくって初会合をもった。そしてネットワーク熊本として一月十六日に九州セルラーに内容証明つきで陳情書を郵送し、二月からは五〇〇〇人署名にのり出した。

この頃から御領と並ぶ大きな運動をその後展開する「沼山津」の住民運動もネットワーク熊本に加わった。沼山津は幕末の思想家横井小楠ゆかりの地で、沼山津の沼も津も水と関係している言葉

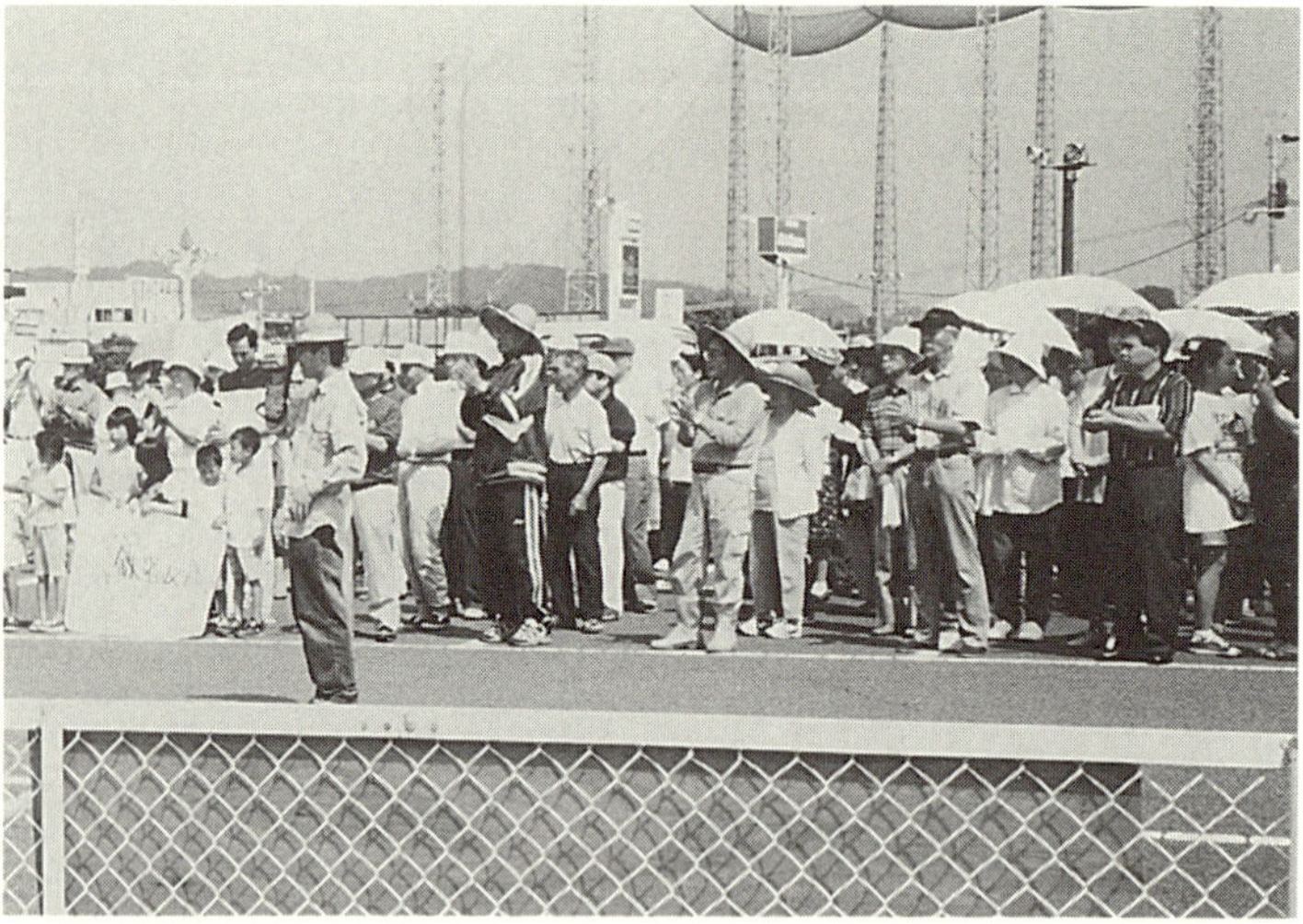

（左写真の続き）

からわかるように秋津川のほとりに広がる湧水豊かな地だ。

沼山津は九六年十一月十六日に九州セルラーが住民説明会を行なった。建てる鉄塔は高さ（四〇メートル）も形も御領と全く同じものを計画していた。湧水が多く地盤の軟弱な地で、しかも建設予定地は横井小楠公園のすぐ脇という非常識ぶりに住民たちは怒り、翌年九七年一月十五日には町内自治会臨時総会で「反対」を決議した。沼山津にとって有利なことは、地元に居住する弁護士が文字通り手弁当で運動の先頭に立ってくれたことだ。この沼山津と御領が互いに連携し刺激し合って反対運動を継続させた力が、その後の九州ネットワーク結成へとつながっていく。

御領に話を戻そう。御領の「託麻の環境を守る会」は地元の託麻西小ＰＴＡや自治会に反対

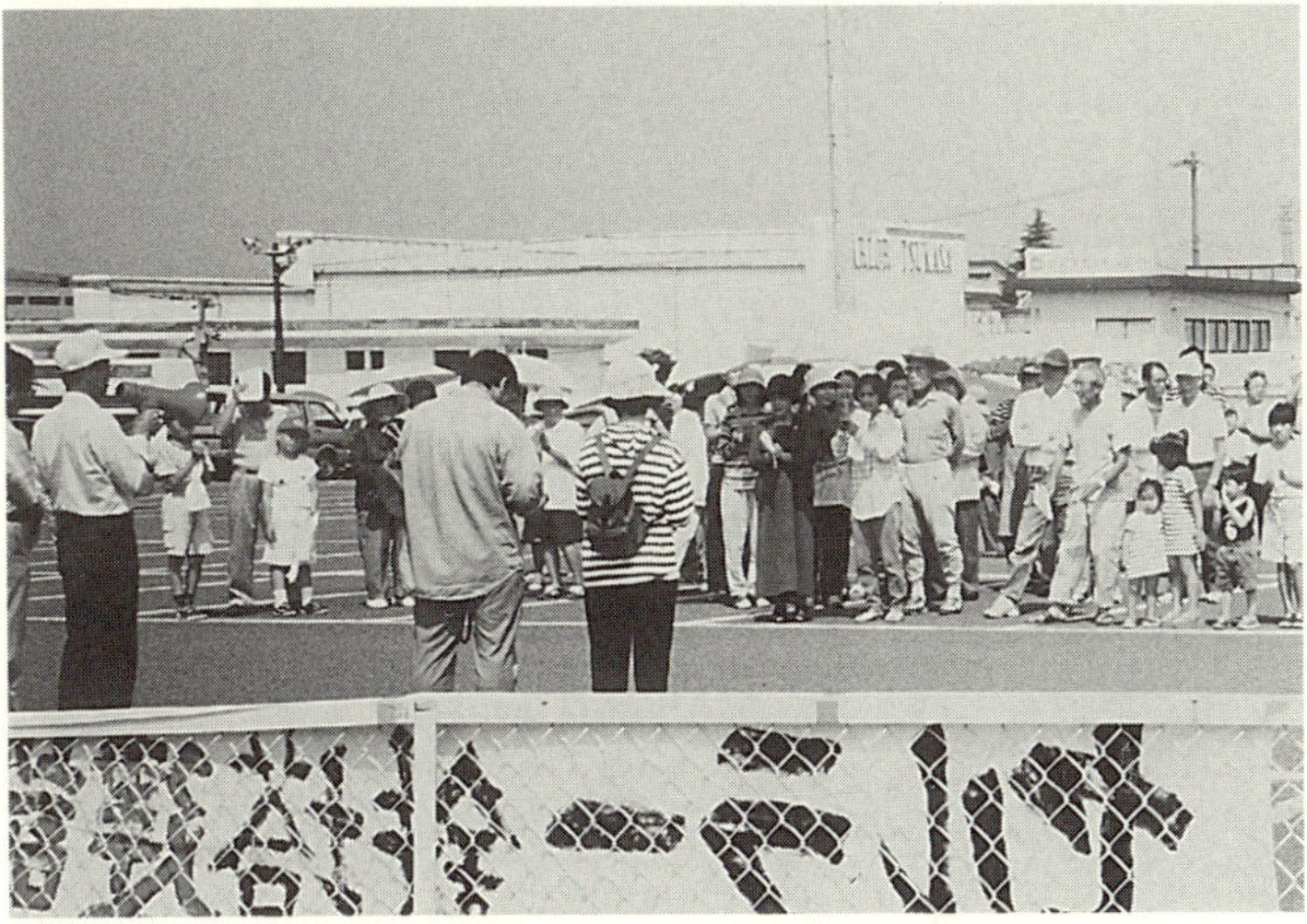
資料3-1　地域住民の大多数が反対運動に参加（右写真に続く）

運動に協力してくれるよう働きかけたが、PTAも自治会も組織として動くことを拒否した。そのため勢い、御領の住民はネットワーク熊本を強化する方向にすすんだのである。ちなみに御領はいくつかの旧地名が合併してできた町で地元民は旧地名の託間に愛着をもつ。

ネットワーク熊本は、熊本市議会の委員会で陳情のための趣旨説明や傍聴、各市議への働きかけなどを精力的に行なう一方で、マスコミにもさまざまな働きかけを行ない、テレビや週刊誌もこの問題をとり上げるようになってきた。

相前後するが、セルラーが九六年十一月に鉄塔建設を計画したのは御領の五丁目だが、年が明けた九七年早々、同じ御領のこんどは二丁目にNTTドコモが携帯電話中継基地局鉄塔を建てる計画が発覚した。そのため御領では同時にセルラーとドコモの二社を相手に闘わざるをえ

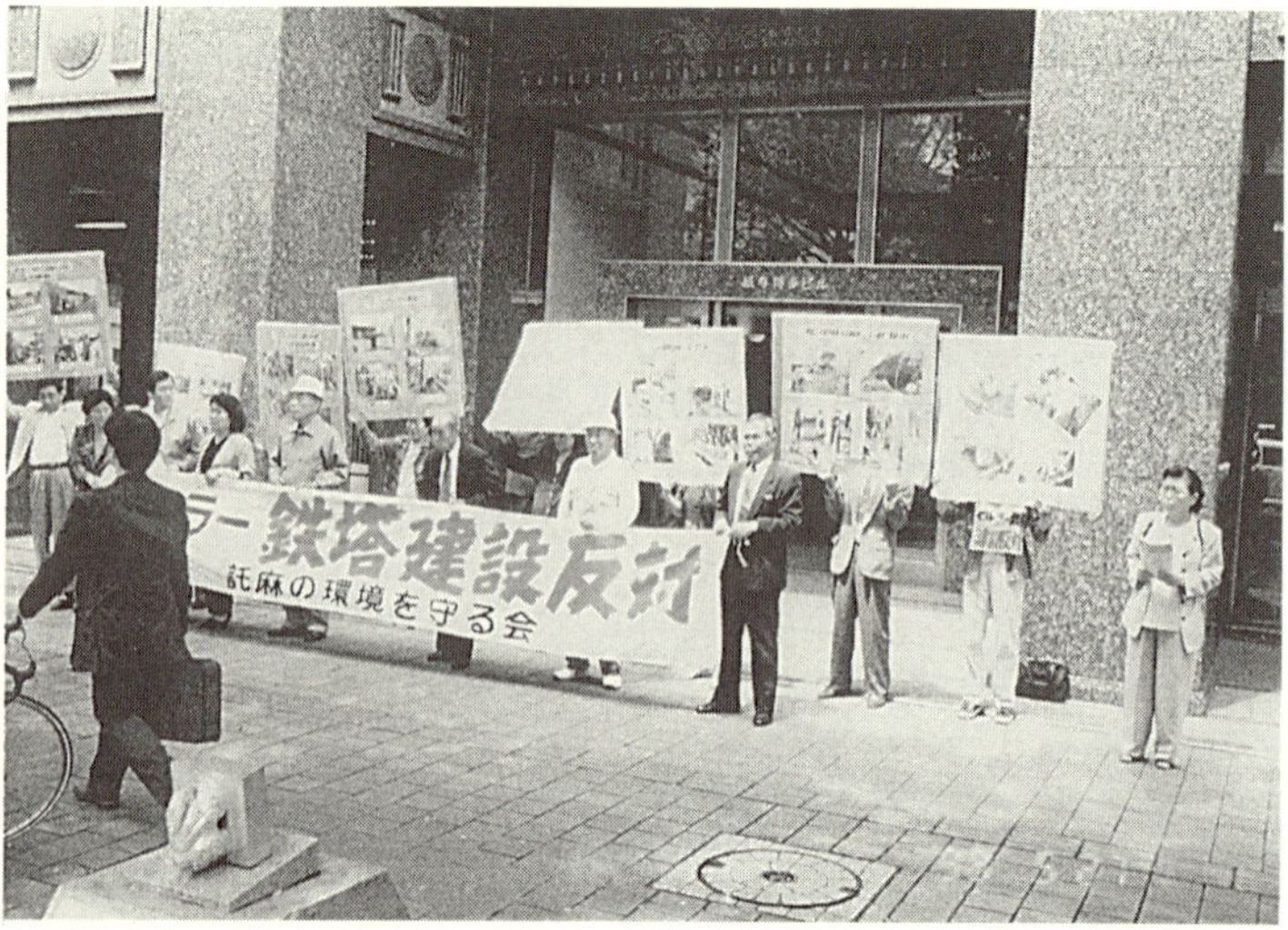

資料3-2　九州セルラー本社前での抗議行動

なくなった。

二五〇名の街頭パレード

運動の前半の一つの山場が、九七年五月十一日に実行した「住宅地鉄塔建設反対パレード」である。熊本市内の目抜き通りをパレードする企画だが、約二五〇名が参加した。保守的な土地柄の熊本では画期的なできごとである。このパレードに、御領、沼山津、新大江、菊陽町ひばりヶ丘が全力で参加し、御領から一〇〇名が参加した。

事態は九七年八月二十六日に一挙に動いた。セルラーから建設工事を請負った地元業者増永組が「工事開始」を通告してきたのだ。翌二十七日、市へ工事をさせないように行政指導の要請に行き、地元で緊急住民集会を約五〇人で開

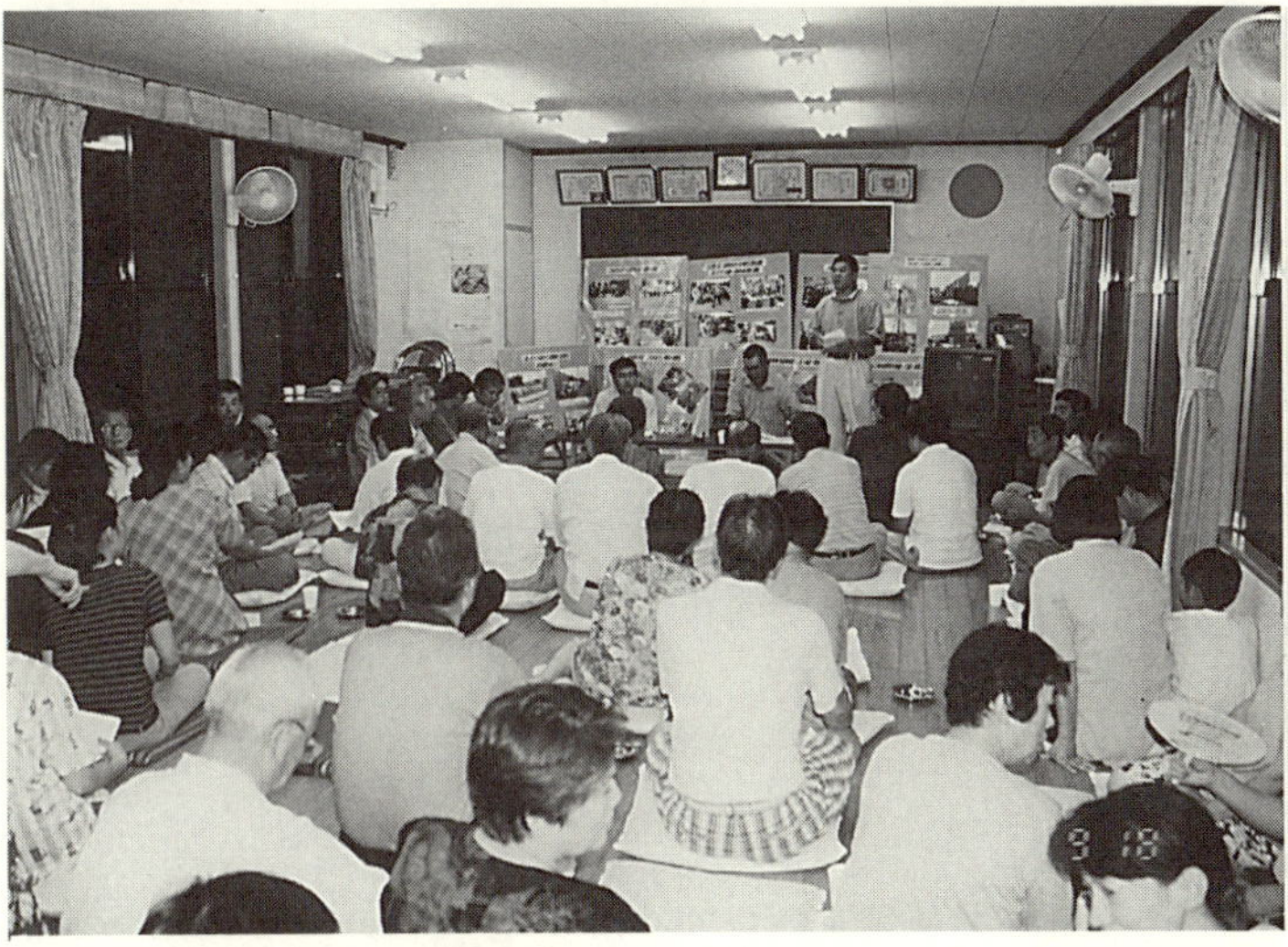

資料3-3　御領地区の住民集会

き、九州セルラーに抗議も行なった。そのさらに翌日の八月二十八日に、「代替地の検討を目的とする調停」について弁護士を訪ね、翌日に正式に依頼する。調停には申立人が必要だが多いほどいい、という弁護士のアドバイスで弁護士に相談にいった八月二十八日からわずか三日間で調停申立人を四八〇人集めた。八月三十一日午前中、御領で住民総決起集会が開かれ、約四五〇人が参加した。住民たちの獅子奮迅ぶりが伝わってくる。

沼山津でも請負業者は御領と同じ増永組で、同じように工事強行の動きがあり、八月三十一日の午後、住民四〇〇人で集会を開いた。

九月一日、御領住民は熊本地裁に「工事強行をせず代替地への移転を検討する」旨の調停申立書を提出した。沼山津の方は調停でなくいきなり工事差止め仮処分申請を行ない、十月二十八日に第一回公判に入った。御領の調停第一回公判は十一月二十日に行なわれ、そこに集まった八九名で市長室に要請行動もした。

だがセルラーは調停に全く誠意を見せないため不調に終わった。そこで翌年一九九八年五月二十四日に、第二回目の街頭パレードを実施し、セルラーの横暴ぶりをアピールした。パレードには三一五人が参加した。第二回パレードには御領二地区（二丁目と五丁目）、沼山津、新大江、菊陽町ひばりヶ丘、に加えて山鹿市の住民も参加した。

山鹿市は熊本市から北へ二〇キロの所にある。九州セルラーが四〇メートルの携帯電話中継基地鉄塔を計画しているのに対し、町内会総会で二四〇戸が出席し、満場一致で反対決議を上げ、立ち上がった。この時期、いかにセルラーが九州を横暴に荒し回っていたかがわかろう。

最初の激突、四カ月間阻止

二回目のパレードの余韻もさめぬ九八年六月一日、御領予定地にセルラーは巨大な杭打ち機を搬入し、強行工事を開始した。住民側はすぐさま一一四人で実力阻止行動を行ない、その後のセルラーの行動を阻止した。この日以降、セルラーと住民側は厳しく対峙する。六月三日に阻止行動の一方で工事差止め仮処分申請を地裁に出し、六月五日には市長室前に約九〇人が六時間にわたり直訴の座りこみをした。予定地では、じつに六月一日から十月五日まで丸四カ月間、住民たちは朝八時

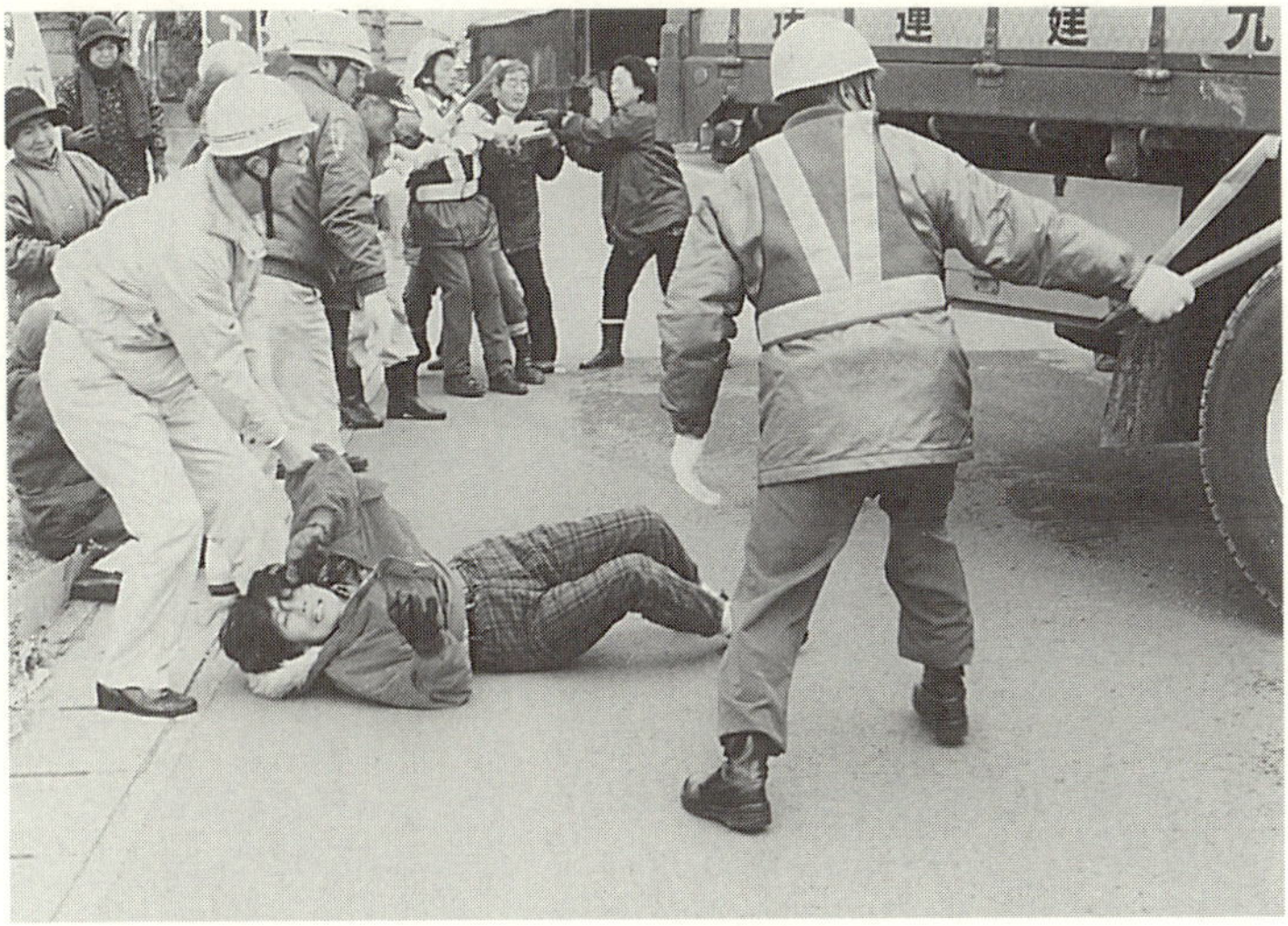

資料3-4　昼休み時に、急にトラックの搬出を始め、これを見つけ抗議に集まった住民を引き倒し、強引に車をバックさせる（御領で）

前から夕方五時半過ぎまでローテーションを組み、現地座り込み闘争を貫徹した。

十月五日、裁判所の「工事自粛要請」に対しセルラーが受け入れを表明したことで御領の第一次阻止闘争は終結する。

同時期の六月一日、沼山津でもセルラーは予定地の仮囲い工事に着工しようとしたが住民に阻止された。六月三日に今度は家屋調査にきたがこれも追い返される。六月七日には沼山津住民集会が開かれ三〇〇名が集まり、単独パレードも行なった。沼山津もこの日より朝九時から夕方五時まで現場監視態勢に入る。沼山津は調停なしで始めから仮処分で争っていたが地裁で却下され、福岡高裁までいっていた。七月二十七日、福岡高裁が「工事自粛要請」を出したのをセルラーが受け入れたので、住民側は監視行動を解いた。

御領も沼山津も裁判において電磁波問題だけでは争えないため「地盤がゆるい土地に巨大鉄塔を建てるのは倒壊の危険性がある」ことを争点としてきた。沼山津はその名の通り湧水が多く軟弱な土地であることは前に述べたが、御領も地盤は弱い。実際、御領ではビルやアパートも三階建ては建っていない。

裁判で住民たちは松本幡郎元熊本大教授を証人に招き、地質学の立場から鉄塔建設不適地の証言をしてもらった。松本元教授は阿蘇の地質研究で世界的に知られた人で昭和天皇に進講したこともある人だ。「この地域（御領）は託麻砂礫層といって乱流堆積層からなる軟弱で複雑な地層となっているので巨大鉄塔は倒壊のおそれがある」と松本元教授は鑑定した。

第二回目の激突、そして鉄塔つくられる

十月十六日に開かれた熊本地裁の「第三回審尋」で前述した松本元熊大教授の「鉄塔建設不適地」証言が出たことで、住民側にも「なんとか裁判で争える」という気分が生まれていた。

だが、年が明けた一九九九年一月十日、熊本地裁は「工事差止め仮処分申請」を却下した。住民側はすぐさま福岡高裁に即時抗告した。ところがセルラーはこの間隙を縫って二月一日から一挙に大勢のガードマンを引き連れて御領予定地での工事再開を強行した。

最大の激突は二月三日に起きた。セルラーはこの日ガードマンを四〇人に増やし、増永組の二〇

人と合わせて計六〇人の大部隊で住民に襲いかかってきた。現場は修羅場と化した。この衝突で、七八歳の人が左胸肋骨ひび、七〇歳が左肩腱板断裂、五〇歳の人が左頸椎部亀裂骨折、また五六歳の人が四人の下敷きになり意識不明のままで救急車で運ばれた。(資料3—4)。

翌六月四日、セルラーはまたも大挙して押しかけ、住民を排除し工事を強行した。

セルラー側のむき出しの暴力で排除された住民たちは、県庁への陳情、県議会の傍聴を行なうなど決してあきらめず、できることを行なった。三月九日には自分たちの金で自主的に地質ボーリング調査をした。セルラーは地下三〇メートルしか調べないので地盤の軟弱さを証明するため地下五〇メートルまで自主的にボーリング調査を行なったのだ。ふつうなら一〇〇万円近くかかる調査を

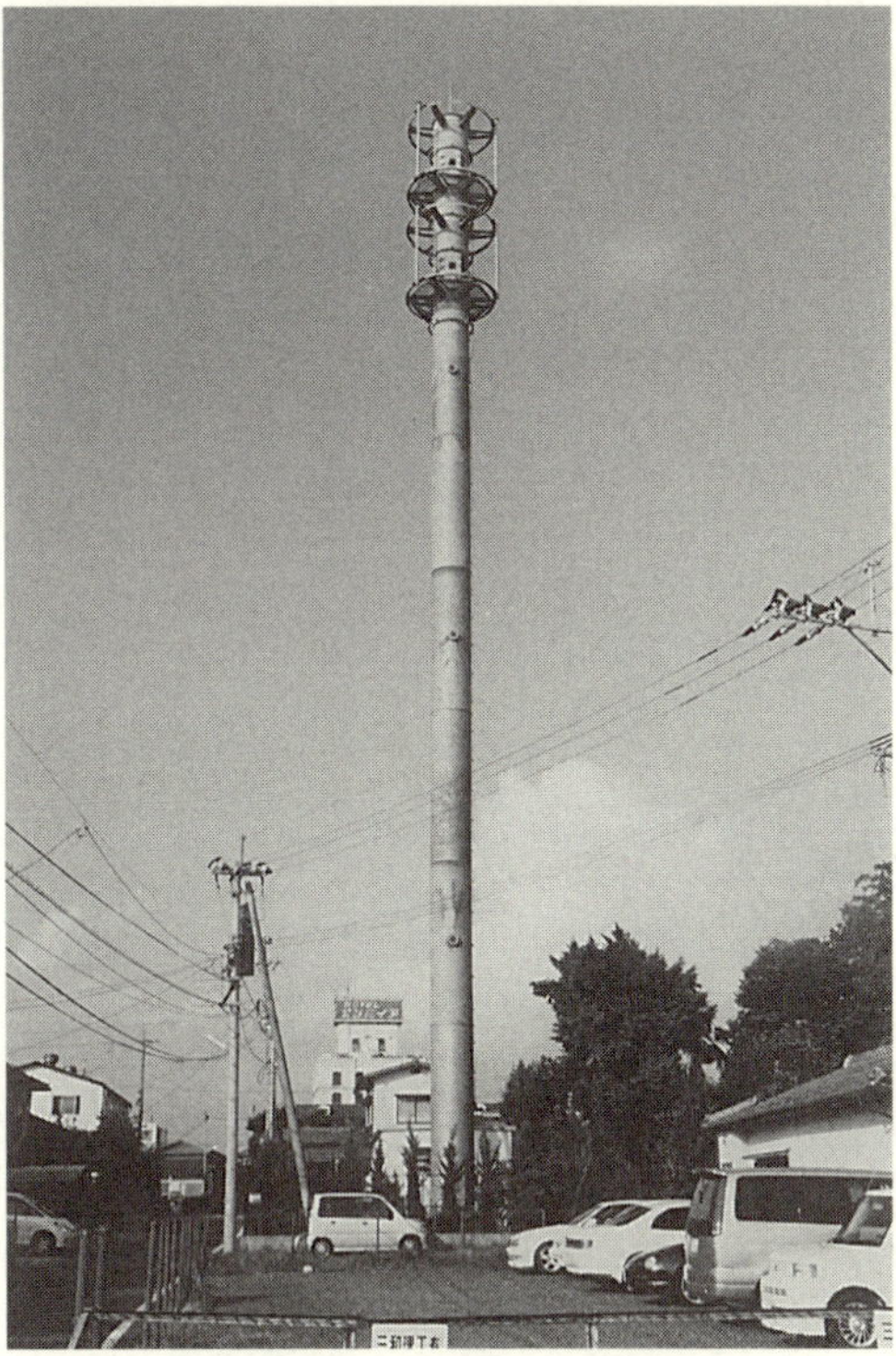

資料3-5　御領に建ったセルラーの40 m（沼山津と全く同じもの）鉄塔

半額で引き受けてもらった。

御領を〝つぶした〟勢いでセルラーは今度は沼山津に襲いかかってきた。御領の攻防から二カ月以上経った四月二十一日に「ボーリングのため」と車両が予定地に搬入される。住民は抗議したがそれを無視しての行動である。六月八日、御領の時と同じようにガードマンを大挙引き率れて、住民の必死の阻止行動をはねのけ機械が搬入された。ここでもケガ人が出た。六月十六日に残りの資材も搬入された。

こうしてセルラーは、力づくで住民をけちらし、九九年中に御領でも沼山津でも四〇メートルの鉄塔は建てられた（資料3—5）。

それどころか、セルラーは工事妨害を理由に複数の住民に対し高額な損害賠償を起こした。工事がすすんだ段階でセルラーはこの訴えを取り下げた。明らかに工事強行のための脅しが目的だった。

鉄塔は建ったが、住民たちの怒りは持続し、決してあきらめていない。

御領は一九九九年十二月二十日、熊本地裁に「鉄塔撤去」を求める本訴訟を起こした。沼山津も同年六月にすでに本訴に踏みきっていた。本訴における鉄塔撤去理由は、①電磁波による健康被害、②鉄塔倒壊の危険性、③鉄塔建設過程でのセルラーの権利濫用、である。

たしかに鉄塔は今も建っている。しかし未だに九州セルラー（現ＫＤＤＩ＝ａｕ）は御領でも沼山津でも電磁波を発信できないでいる。それどころか沼山津の鉄塔は地盤のゆるみからすでに東方向へ五・七センチメートル傾いている。やがては錆ついて使いものにならず、セルラー側から撤去を申し出る事態もありえる。セルラーは暴力で一時的に勝利したがそのつけは大きい。御領のもう一本のNTTドコモの鉄塔は全く建設に着手できないでいる。

九州ネットワークの旗上げ

ネットワーク熊本に参加していた他地域は、新大江が予定地は凍結となり、その後場所を移して建てられた。菊陽町ひばりヶ丘は凍結のままだ。山鹿市は予定地は凍結でその後別の箇所に移動したようだ。

こうした御領・沼山津を頂点とした苦闘を基礎に、二〇〇〇年十一月二十六日、「中継塔問題を考える九州ネットワーク」が結成された。

九州ネットワークの事務局長宮崎周は、御領地区に住んでいるが、御領の闘いの当初は東京で働いていた。そして定年退職後に熊本に戻ってきた。宮崎は九九年頃から御領の闘いに誘われ「託麻の環境を守る会」の事務局に加わった。

結成日の二〇〇〇年十一月二十六日、当時NTTドコモの携帯電話中継基地鉄塔で活発に反対運動を展開していた菊陽町原水新町（ひばりヶ丘と同じ町だが別の地域）の住民たちが荻野晃也氏の講演会を開催した。講演会は一三〇名の参加があったが、その後の交流会にも九州の一六地域九〇名が参加した。その盛り上りの中で一気に九州ネットワーク結成へと話がすすんだのだ。もちろんそれまでに各地域の間で一定の関係が築かれていたからこそできたことだ。

九州ネットワークの構成は資料3―6のとおりである。

宮崎はこの中で「鹿児島市皇徳寺の闘いがもたらした成果は大きい」という。鹿児島市にある皇徳寺ニュータウンの大団地に隣接した崖地にNTTドコモが一九九九年九月に、四〇メートルの携帯基地局鉄塔を建てようとしたのに対し、団地の住民が反対運動を始めたのが皇徳寺の闘いだ。一年半にわたって大規模な闘いが展開され、署名も一五五五名分集め、市、市議会、郵政省、ドコモへの要請、抗議行動などが取り組まれた。だが二〇〇〇年十月に鉄塔工事が強行され、二〇〇一年一月に稼動となったため、住民組織「皇徳寺住環境を考える会」はその年の五月に解散した。

結果としては鉄塔は建ってしまったのだが、住民たちの取り組みで鹿児島市は二〇〇〇年十二月五日に「市指定工作物築造計画の事前周知に関する指導要綱」を制定した。この指導要綱は、①指定工作物（つまり鉄塔）の高さの一・五倍の範囲の住民は説明を求めることができる、②指定工作物をつくる者は築造の確認申請の少なくとも一四日前には「築造標識」を設置しなければならない、③築造主（つまり携帯会社）は近隣住民から不安・疑問等の申し立てがあったら誠意をもって対応し、理解を得るよう努めねばならない、④築造主は説明会等の内容（例えば参加者名簿）を市長に求められたら提出するものとする、としている。

この指導要綱を使えば、高さ四〇メートルの鉄塔なら、半径が六〇メートル以内の住民には説明

資料3-6　携帯電話中継基地局で反対及び移転の住民運動があった地域
（これまで起こり、また、現在進行形の地域）　九州ネットワーク把握分

県	地　区	電話会社	形態	発生年	建設・稼動状況	その他
福岡県	三潴町生岩	ドコモ	鉄塔	1999	移転地提示・工事強行・工事妨害禁止命令	操業禁止要求本裁判中
福岡県	北九州市八幡区	ドコモ	マンション	2001	着工中・二段のアンテナ	エーユーが同居
福岡県	北九州市若松区	ドコモ	鉄塔	2001	完成直前に反対運動・稼動開始	
福岡県	福岡市南区平和	ドコモ	マンション	2002	マンション住人が反対で設置を阻止	周辺町内会に申し入れ
福岡県	福岡市今宿	ドコモ	鉄塔	2001	基礎工事中に発覚・反対運動	移転に向け協議
熊本県	玉名市伊倉	ドコモ	鉄塔	2000	反対運動盛り上がらず・既に稼動中	学校に隣接
熊本県	鹿本町来民	ドコモ	鉄塔	2000	未着工で中断中	請願が可決
熊本県	菊陽町杉並台	ドコモ	鉄塔	2000	未着工で中断後ボーリング再開	2年前の質問状に回答
熊本県	菊陽町原水新町	ドコモ	鉄塔	2000	既に稼働中	異議申立・門前払い
熊本県	熊本市御領5町内	ドコモ	鉄塔	1997	建設確認申請取り下げ・白紙	2町内の近くのため
熊本県	熊本市春竹	ドコモ	99m鉄塔	2000	アンテナ付けない・監視中	中学校の正門前
熊本県	熊本市大江	ドコモ	マンション	2001	設置が決まっていたが・ドコモが撤回	総会で設置を否決
熊本県	熊本市蓮台寺	ドコモ	マンション	2001	設置工事中に反対運動・既に稼動中	
熊本県	熊本市楡木	ドコモ	鉄塔	2000	住民運動に工事妨害禁止命令	操業禁止要求本裁判中
熊本県	熊本市江津	ドコモ	鉄塔	2001	住民説明段階で市が許可・着工	市の「説明取扱」反故に
熊本県	牛深市宮崎	ドコモ	鉄塔	2001	反対運動盛り上がらず・稼動中	
熊本県	八代市高田	ドコモ	60m鉄塔	2001	建設確認前反対運動	市に公園化を要求
熊本県	八代市港町	ドコモ	鉄塔	2002	工事中に発覚・反対運動中	
熊本県	錦町一武	ドコモ	鉄塔	2001	工事中に発覚・稼動開始	説明会開催・測定要求
熊本県	苓北町	ドコモ	鉄塔	1999	反対運動盛り上がらず・既に稼動中	
大分県	大分市法勝台	ドコモ	鉄塔	2000	大きな反対運動・既に稼動中	確認書
大分県	別府市春木	ドコモ	鉄塔	2002	造成完了・発覚反対運動・稼働中	子ども28人が訴える
鹿児島県	鹿児島市皇徳寺	ドコモ	鉄塔	2000	大きな反対運動・既に稼動中	運動分裂・確認書
沖縄県	沖縄市	ドコモ	マンション	2001	マンション住人が反対で設置を阻止	総会で設置を否決
福岡県	久留米市国分町	セルラー	鉄塔	1997	既に稼働中	反対組織を継続中
福岡県	久留米市荒木	ドコモ	鉄塔	1998	既に稼働中	協定書に調印
熊本県	荒尾市四ツ山	セルラー	マンション	2000	稼働中・継続切り替え時に向けて反対運動	市議会で陳情可決
熊本県	山鹿市大宮町	セルラー	鉄塔	1996	未着工で中断	市長・議会も動く
熊本県	菊陽町ひばりヶ丘	セルラー	鉄塔	1996	未着工で中断	請願が可決
熊本県	熊本市沼山津	セルラー	鉄塔	1996	鉄塔は建設済み中断・未稼動	撤去要求裁判中
熊本県	熊本市御領2町内	セルラー	鉄塔	1996	鉄塔は建設済み中断・未稼動	撤去要求裁判中
熊本県	熊本市新大江	セルラー	鉄塔	1996	未着工で中断	近くのビルにアンテナ?
熊本県	熊本市池田	セルラー	マンション	2000	マンション住人が反対で設置を阻止	
熊本県	八代市郡築	セルラー	鉄塔	2000	基礎工事を終え・中断	市が買上げ児童公園に
福岡県	筑後町下北島	J-フォン	鉄塔	2001	着工前に反対運動	工事凍結中?
福岡県	筑後町中牟田	J-フォン	鉄塔	2001	反対運動盛り上がらず・稼動中	
福岡県	福岡市東区青葉	J-フォン	マンション	1999	稼働中・継続切り替え時に向けて反対運動	
熊本県	荒尾市万田	J-フォン	鉄塔	2000	説明会で住民反対・未着工	移転した模様
熊本県	荒尾市蔵満	J-フォン	鉄塔	2001	未着工段階で反対運動	中止・地権者が撤回
熊本県	人吉市西間下町	J-フォン	賃貸ビル	2001	設置後反対運動・稼働中	説明会開催・測定
熊本県	多良木町	J-フォン	鉄塔	2001	基礎工事終え・中断	幼稚園が大反対
	合計	41				
内訳	ドコモ	25	うち解決 5		（うちマンションが3件）	
	J-フォン	7	うち解決 4		（解決率は最も高い）	
	セルラー	9	うち解決 2			

2002年10月1日現在

会を開かねばならないし、建築申請の二週間前には予定地に鉄塔を建てることを標識で知らせなくてはならない。全国どこでも、なんの説明もなく基地局が建てられることがまかり通っていることからすると、当時としては宮崎の言う通りこれは大きな成果であった。

一六歳未満の子供二八人が訴えた別府市の闘い

いま、九州ネットワーク傘下で五つの裁判闘争が行なわれている。熊本市の御領と沼山津、それと福岡県三潴町生岩地区、熊本市楡木地区、それと大分県別府市春木地区だ。

この中で別府市春木の取り組みはユニークなので最後に紹介する。

日本を代表する温泉町別府市の春木地区でNTTドコモが四〇メートルの携帯鉄塔を建てようとしたのだが、そのやり方がひどい。建設予定地の隣接数軒に二〇〇二年二月三日にドコモがあいさつにきたが「明日から工事に入ります」というのだ。冗談じゃないと住民たちは怒り、急遽、三月十七日に説明会が開かれた。だが、まったく住民が納得のいかない説明会だったにもかかわらず、説明会はたったの一回で終わり、そのわずか三日後の三月二十日にドコモは鉄塔建設工事を始めてしまったのだ。住民たちの憤懣はいかばかりであろう。

英国では二〇〇〇年五月に携帯電話の独立専門委員会としてできた「スチュワート委員会」（座長がウィリアム・スチュワートなのでそう言われる）が「一六歳未満の子供は携帯電話の使用を控える

ように」との勧告を出し、全国の学校に同趣旨のパンフを英教育省が配った。

そこで春木では小学生と幼児だけ二八名が原告になってドコモの基地局の「建設と操業差止め仮処分申請」を行なった。正真正銘の一六歳未満だ。弁護団も一〇人がつき、訴状でも真っ向から電磁波の安全性を問うている。二〇〇二年七月二十五日に開かれた大分地裁での「審尋」で原告を代表して小学校六年生の女児が堂々とドコモを批判し、鉄塔建設の不当性を訴える意見陳述を行なった。小学校児童会長をつとめているというこの小学六年生の主張に真摯に耳を傾けないドコモは少なくとも一流企業ではない（本の末尾の資料集に児童の文を掲載）。

第4章　高周波問題とは何か

電波の中の高い周波数（高周波）

資料4―1は、日本でいえば旧郵政省（現総務省）にあたるFCC（米連邦通信委員会）の出した「電磁スペクトル」図だ。電磁波は放射線と同義語で、日本では「非電離放射線」のうち「光の仲間」（紫外線・可視光線・赤外線）より波長の長いものを「電波」と呼んでいる。

資料4―2は旧郵政省電気通信技術審議会答申資料だが、これでわかるように電波法では「三〇〇万Mヘルツ（三〇〇〇Gヘルツ＝一秒間に三兆回の周波数）」以下の電磁波を「電波」としたのである。

「電波」のうち周波数が高いものつまり波長が相対的に短いものを「高周波」とし、周波数が低いもの、つまり波長が相対的に長いものを「低周波」と分けて呼んでいる。この本で高周波というのは、資料4―1のFCCの図の中にある「無線周波数」（ラジオ・テレビ波からマイクロ波）に限定して使っている。

資料4-1　電磁スペクトル

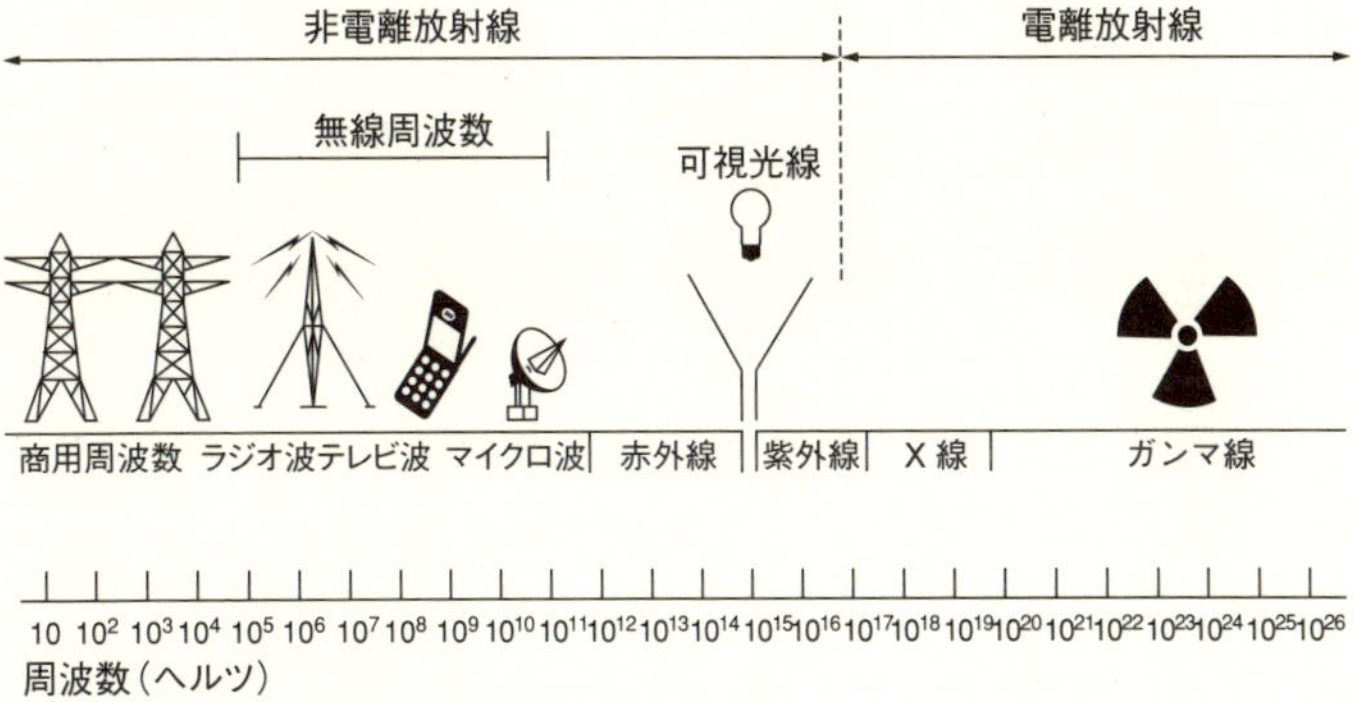

出所:FCC（米連邦通信委員会）

高周波の強度は「電力密度μW／cm²＝マイクロワット・パー・平方センチメートル）」という単位で表わす。つまり単位あたりのワット数で表示される。

高周波は家庭で使われる商用周波数（五〇ヘルツ、六〇ヘルツ）と比べるとはるかに波長が短くそれだけパワーがある。したがって人体の温度を上げる効果つまり熱作用（熱効果）も強い。

高周波で最初に問題になったのはレーダーである。電磁波を発射し、到達範囲に入ってきた物体に反射して戻ってきた波をアンテナでとらえ、物体の位置・距離を測定するのがレーダーだ。レーダーは開発された当時から操作員に白内障や身体不調等が続出し、第二次大戦中の一九四四年に米海軍で「戦時中に限り、レーダー操作員は四時間従事、四時間休憩」とする報告書が出たほどだ。「レーダー基地周辺に乳幼児突然死が多い」（一九八九年、米国オリアリー報告）、「空港レーダー照射で住民のがん増加」（八四年、米国レスター報告）などレーダーの問題は前から指摘されていた。レーダーは高周波のマイクロ波が使われる。

ラジオやテレビで使う周波数も高周波だが、放送タワーは携帯電話中継基地局と違い供用されてから長い年月が経っているため、疫学調査も数多く報告されている。

疫学とは、人の集団を対象に、発生した病気と「病気の原因と考えられる要因」との関連性を統計学的に分析する分野の学問だ。微量だが長期間汚染物質を浴びる場合、メカニズムはわからないが、病気の本態と究明に役立つものとして疫学は有効な学問である。病気に関して人体実験は倫理上許されない。そこで実際の生活そのものを対象とする疫学は貴重な情報を提供してくれる。電磁波のように微弱で長期間被曝するものに向いているので外国では活発に疫学調査が実施されている。

ただし、実際に生活している人間の環境条件は複雑多岐なため、他の要因による病気か、電磁波による病気かは、特定しにくい。そこで「相対危険比（RR＝Relative Risk）」を考え、誤差を五％までに抑えた「九五％信頼区間（CI＝Confidential Interval）」を設定し、これを超えた時、「有意（クロ）＝統計学的に意味がある」とする。

ホッキング論文は〝ショッキング〟

ラジオ塔・テレビ塔から発射される電磁波の人体の影響に関しては、イギリスのサットン・コー

資料4-2　電磁波の周波数と電波の利用例

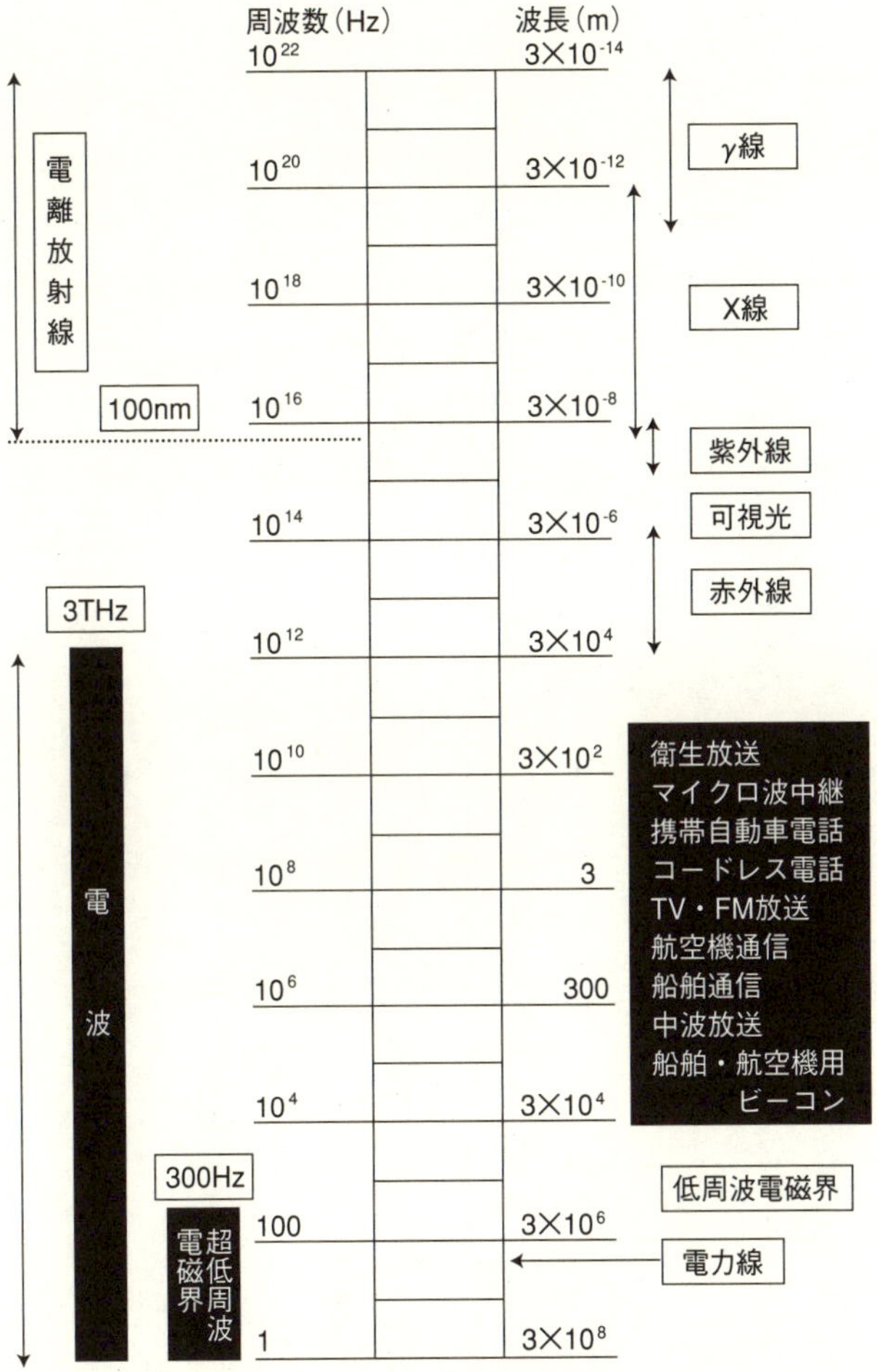

（平成9年度電気通信技術審議会答申より）

ルドフィールドにある放送タワー周辺で一五歳以上の大人が二キロメートル以内で急性リンパ性白血病が二・五六倍と出たとするドルク論文（九七年）などいくつかあるが、ここでは有名なホッキング論文を紹介する。

ブルース・ホッキング博士は、元オーストラリア最大の通信会社「テルストラ」専属の医師だった。彼が九五年十一月に米国で開かれた国際会議で発表し注目されたのが「ホッキング論文」である。

シドニー北部郊外は三つの放送タワー（四局のテレビ放送と一局のFMラジオ放送用）が集中している。ホッキング博士は一四歳以下の子供のがんを一九七二年〜九〇年、詳細に調べた。比較対照は放送タワー四キロ以内（電力密度八・〇〜〇・二μW／cm²）に住む子供と一二キロ以遠（同〇・〇二μW／cm²未満）に住む子供、だ。結果は資料4—3の通りで、一二キロ以遠に住む子供より四キロ以内に住む子供の死亡率は、リンパ性白血病が二・七四倍（相対危険度一・四二〜五・二七）、全白血病が二・三二倍（同一・三五〜四・〇一）と「有意」で高く出た。

ホッキング論文には「連邦科学産業機関（CSIRO）による最近の報告書では、オーストラリアの安全基準設定について熱作用を基にした閾値（しきいち＝強度の最小限）では不十分だろう、と結論づけている」と書いてあり、予想外に低いレベルの高周波（ラジオ波・テレビ波）で健康影響が出ると警告した。

レーダー波とラジオ波・テレビ波は使われてから相当の期間が過ぎているので疫学調査もそれな

資料4-3　ホッキング論文によるとリンパ性白血病2.74倍（死亡率）

1996年　オーストラリア

がんの種類	死亡者	相対危険度（RR）	ケース数（人）
脳しゅよう	0.73	（0.26—2.10）	（30）
全白血病	2.32	（1.35—4.01）	（59）
リンパ性白血病	2.74	（1.42—5.27）	（39）
骨髄性白血病	1.77	（0.47—6.69）	（11）
他の白血病	1.45	（0.30—6.99）	（ 9）

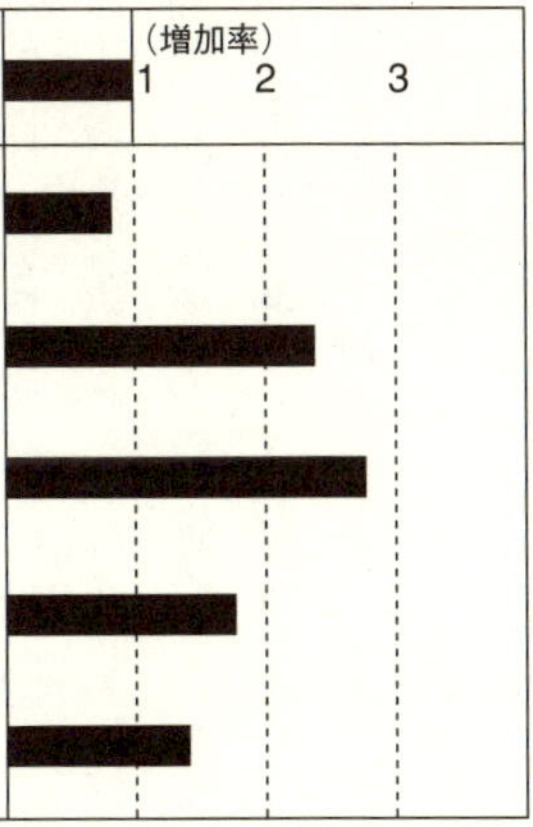

14歳以下の小児ガンが対象
高周波強度（電力密度）が0.02μW/cm²よりも弱い範囲の12km以遠に住んでいる子供の死亡率を1.0と仮定して、タワー近く4km以内（電力密度では、8.0〜0.2μW/cm²の間、ただし計算値）のがん増加率

りに出ているが、問題は携帯電話で使われている電磁波（マイクロ波）の人体への影響だ。

雨後のタケノコのように携帯電話中継基地局アンテナがあちこちに建ち、高校生や中学生までが携帯電話のトリコになっているのが現状である。だが携帯電話は安全性が販売前に十分試験されないうちに世に出たことと、わずか数年で爆発的に普及したことからすると健康影響の面でとても心配な機器だ。

そこで、ここでは高周波の問題を携帯電話問題に絞って展開する。

頭に密着させて使うケータイの問題点

携帯電話の問題点は二つある。一つは携

帯電話本体の問題、もう一つは中継基地局の問題、である。

携帯電話に使う電磁波は、〇・八ギガヘルツ（一秒間に八億回の周波数）と一・五ギガヘルツ（同一五億回）で、PHSは一・九ギガヘルツ（同一九億回）を使う。それと次世代型携帯電話であるFOMA（NTTドコモの画像対応ケータイ）は二・〇ギガヘルツ（同二〇億回）で、すべてマイクロ波を使う。

電話の特徴は耳にあてるというか頭部に密着させて使う機器であることだ。電磁波は目に見えないが測定機を使わなくても電磁波が出ているのがわかる方法がある。ためしに受信時に携帯電話をテレビに近づけるとテレビ画面がぐわんとゆがむ。その位強い電磁波が出ているのだ。これが頭部に向かって発射される。

どの位のエネルギーが頭部に吸収されるかは重大なので、それはSARで表わされる。SARとは、「Specific Absorption Rate」の頭文字で直訳すると「特異吸収比」。一般的には熱吸収比とかエネルギー吸収比と訳される。SARの単位は「W／kg＝ワット・パー・キログラム」である。

高周波が生体組織にどの位吸収されるかをみる場合「全身SAR」と「局所SAR」がある。携帯電話の場合、頭部という「局所SAR」が問題になる。

携帯電話を使って初めに出る人体への影響は電話をあてた頭部の耳周辺が熱くなることだ。携帯電話で使う周波数と同じマイクロ波を強い強度で照射すると生体に悪影響が出ることはすでに確認されている。問題は〇・六Wとか一Wといった実際の携帯電話の出力で生体に影響が出るかどうかである。

たしかに携帯電話で許可される二・〇W以下の低出力で一般的に熱作用は確認されない。あるとしたら電磁波の非熱作用だ。マイクロ波には「ホットスポット効果」がある。マイクロ波は一様に頭部を照射するわけでなく、特定の箇所でエネルギーが集中するが、その部分をホットスポット（熱点）という。電話を耳にあてた表面から少し入ったところにホットスポットができることは確認されている。それが「耳のあたりが熱く感じる」原因であろう。

次に頭痛について。二〇〇一年九月にフィンランドのヘルシンキで「欧州生体電磁気学会」が開かれた。その学会でフランスのボルドー大学国立科学研究センター研究責任者のピエール・オービノー博士が「携帯電話はなぜ頭痛をもたらすか」のメカニズムを発表した。ラットの脳に〇・九ギガヘルツ（一秒間に九億回の周波数）の携帯電話で使う電磁波を二時間照射したらラットの脳に炎症が起こった。そして被曝後にラットの頭蓋骨を開いたところ、脳内のたんぱく質が血管から脳をとりまく硬膜（dura meter）と髄膜（menings）や脳内にも漏れているのが確認された。「たんぱく質が刺激材として働き炎症や水腫をひき起こしそれが頭痛をもたらした」とオービノーは説明した。

その際、オービノーは「SAR二・〇W／kgのマイクロ波照射で血液脳関門（BBB＝Blood Brain Barrier）の漏出が起こり、わずかだが〇・五W／kgでも漏出がみられる」と注目する研究内容を明らかにした。

血液脳関門（BBB）通過とはがんやその他の症状にも関連する大きな問題だ。脳細胞は物理的刺激や化学的刺激に反応しやすいデリケートな細胞だ。そこで外部からの衝撃や脳機能維持のために脳には特別な保護装置がある。外からの衝撃を守るのが頭蓋骨で、脳機能の維持のために有害化学物質が脳内に入りこまないようにバリアーしているのが血液脳関門（BBB）である。脳血管は他の血管と異なり〝異物〟を入れないような特殊フィルターをもっている。それがSAR〇・五／kgという微弱な電磁波で血液脳関門を通過するとしたら重大だ。電磁波が直接脳障害を与えなくても他の有害物質を脳内に到達させてしまうというプロモーター（促進剤）の役割を果たすからだ。

電磁波が血液脳関門を破ることを指摘したことで知られているのはスウェーデンのレイフ・サルフォード博士だが、同じような結果がいくつも出てきたことは注目に値する。

がん発生につながるメカニズム

携帯電話が脳腫瘍やがんの原因となるのでは、と前から推定されていたが、それについて有力な説が出てきた。米国のWTR（無線技術研究所）のレイ・ティス博士とグレイアム・フック博士は一九九九年に「小核研究報告」を発表した。局所SAR値で一・〇、二・五、五・〇、一〇・〇W／kgの四種類のマイクロ波を実際の携帯電話を使ってヒトの血球に照射したところ、DNAの損傷は三時間後、または二四時間後、ともに起こらなかった。だが染色体は三時間後は損傷が起こらなかったが、二四時間後では起こった。染色体の損傷は血球内に複数の小核が見つかったことで確認された。

この小核の発見が重要なのである。ふつう細胞内には一つの核しかない。がんや腫瘍は遺伝子の損傷から始まる。その損傷は小核の発生を伴うのがふつうだ。だから一九八六年のチェルノブイリ原発事故の後、世界のがん専門家は予防治療として患者の小核検査を利用した。細胞内に小核があることはその細胞が内部の破壊されたＤＮＡを完全には修復できないことを意味する。その結果、がんが発生する可能性が高くなる、と専門家たちはみる。

ティスとフックの研究で携帯の電磁波をヒトの血球にあてたら複数の小核が形成されたということは、少なくとも「携帯電話安全」説の根拠がゆらぐことにつながる。

染色体の損傷は四種類のうちＳＡＲが五・〇、と一〇・〇Ｗ／kgレベルですべての携帯電話（アナログ式、デジタル式、ＰＣＳ〈パーソナル・コミュニケーションズ・システム〉の三種類）で起こった。デジタル式とＰＣＳの二種類ではＳＡＲ一・〇Ｗ／kgという低いレベルでも小核が確認された。

ＷＴＲ（無線技術研究所）は、ＣＴＩＡ（携帯電話工業会）という携帯電話や通信メーカーの業界団体がつくった研究所だが、そこが弓を引いた形の研究結果を出したのだ。

それ以外で携帯電話と脳腫瘍の関係では、スウェーデン・オレブロ医学センターのレナート・ハーデル論文が注目される。ハーデル博士はがん学者で、脳腫瘍患者二一七人を調べた。二一七人のうち腫瘍の部位がわかっているのは一九八人だった。内訳は頭部の右側に腫瘍ができた人が九九人。頭部の左側が七八人、中央部が二一人だ。人は電話を使う際、右側で使う人、左側で使う人、とその人特有のくせがある。ハーデルの分析によると常時携帯電話をあてている側の頭部に腫瘍ができる確率は二・四倍だった。携帯電話が脳腫瘍の原因であるのを示すのにこれほどわかりやすい例はない。

携帯本体がもたらすマイナス面としては他に、医療機器への誤作動の問題がある。携帯電話を心臓ペースメーカーに二二センチ以内に近づけるとかなりの割合で心臓ペースメーカーに誤作動を与えるが、携帯電話は心臓ペースメーカー以外の医療機器にも誤作動を与える。そのため大学付属病院クラスでは携帯電話について飛行機内並みに「電源オフ」を要求するようになってきている。

中継基地局からの電磁波の影響

携帯電話は電子レンジに頭を近づけているようなもので、ある意味では〝あぶない〟ことが理解されやすいが、もう一つの問題である中継基地局アンテナから発射される電磁波の人体への影響はどうであろうか。

こちらのほうは「微弱で長期間被曝」ということで疫学調査になじみやすい。ところが携帯電話が数年で爆発的に普及したため、レーダー基地やラジオ塔・テレビ塔と比べると疫学調査結果はあまり出ていない。むしろ疫学調査はこれからいくつも出てくるであろう。

携帯電話は移動電話だから中継基地局アンテナがなければ機能しない。基地局には「鉄塔型」と

資料4-4　携帯電話無線基地の携帯

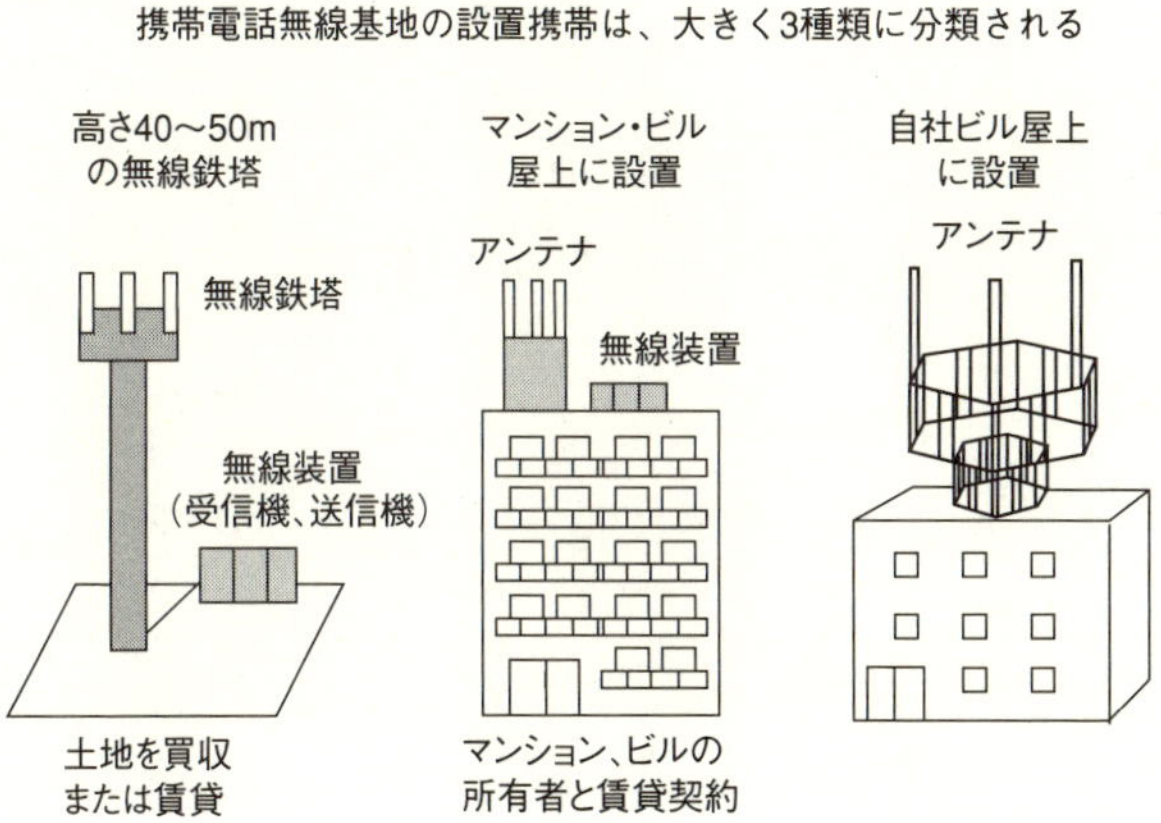

資料4-5　マンション屋上への携帯電話無線基地設置の危険性

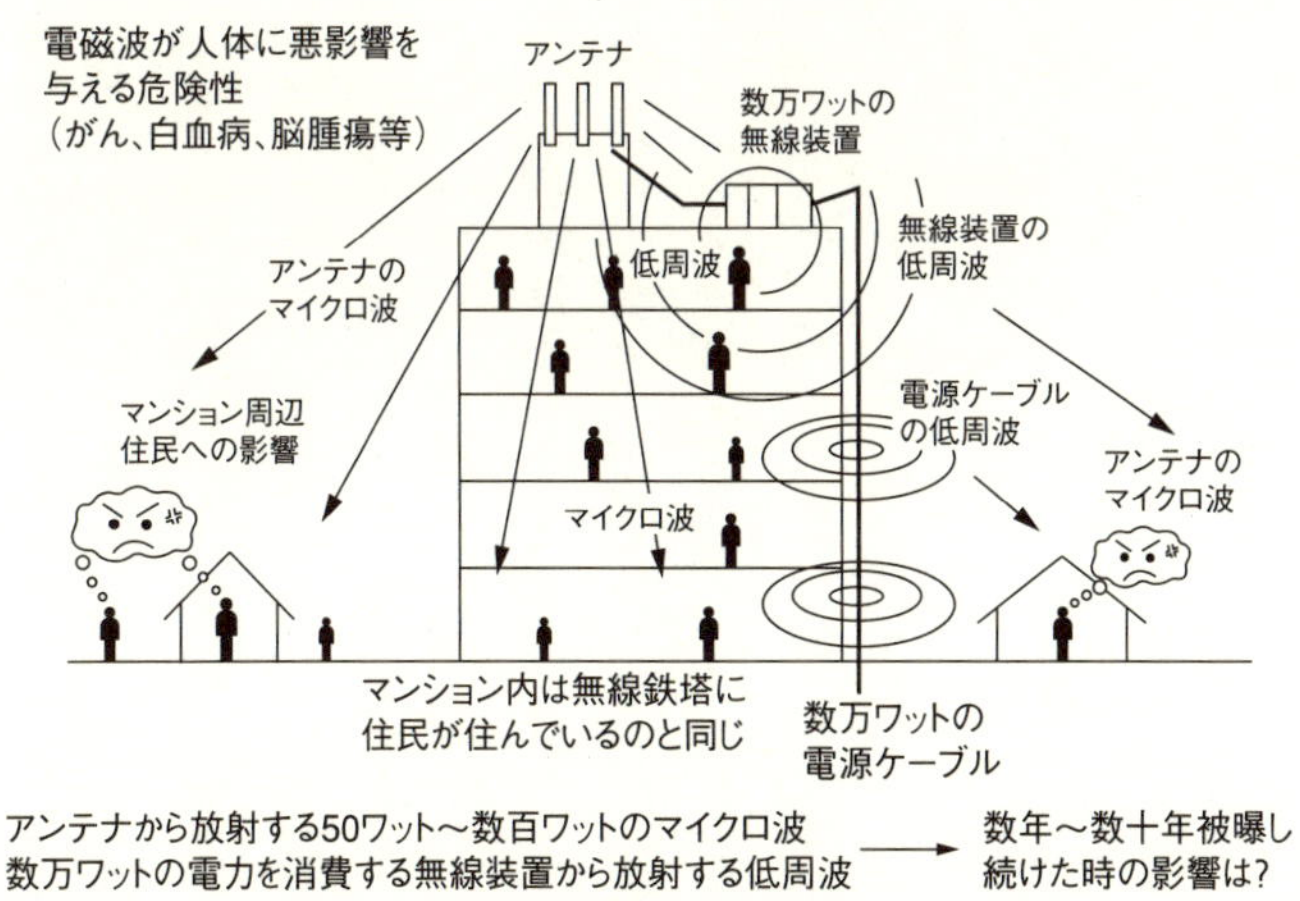

『ケータイは安全か』ガウスアクション（電磁波研の前身）集会資料より

「ビル屋上設置型」がある（資料4―4）。アンテナからはマイクロ波が周囲に向かって放射されるが、マイクロ波を発射するためには電源装置・制御装置・増幅装置等が必ず必要である。そのため基地局は数万Wの電力が消費されるので、その部分から極低周波が出る（資料4―5）。しかも設備の重さは一〇トン～一一トンほどある。そのため既設のマンションの屋上に設置される場合は地震による部分崩壊で下の階の人が圧死する危険があるし、地震がなくても極低周波を浴びる危険性がある。極低周波磁場はコンクリートも突き抜けるからだ。既設のマンションは屋上にあとからそんな重いものをのせるような設計ではつくられていない。

鉄塔の場合は、なによりも周囲の景観を破壊するし、倒壊の危険性や落雷を呼ぶというマイナス面もある。携帯会社は「絶対倒れません」というが、阪神淡路大震災で「絶対倒れない」と豪語していた高速道路や新幹線の橋梁が崩壊したではないか。とにかく地盤など無視して「電波の通りよさ」しか考えず手当たり次第に鉄塔を建てているのが実態である（資料4―6、4―7）。それになによりも、周辺住民に知らせずいきなり基地局を建てる携帯会社の非民主的体質は許し難い。

そうした基本的問題に加えて、電磁波の問題がある。

中継基地局アンテナからどの位のマイクロ波が発射されているのだろうか。実は携帯会社はさまざまなテクニックを使って実際より少ない数値を住民に示す。

面白い例としては福井県大飯町の住民に出した携帯会社の数値は「五〇〇メートル地点で〇・〇〇〇〇〇〇一mW／cm²」と気の遠くなるような少ない数値だった。資料4―8は世界の高周波規制値

資料4-6　地震による部分崩壊の危険性、マンションの劣化、雨漏りの可能性

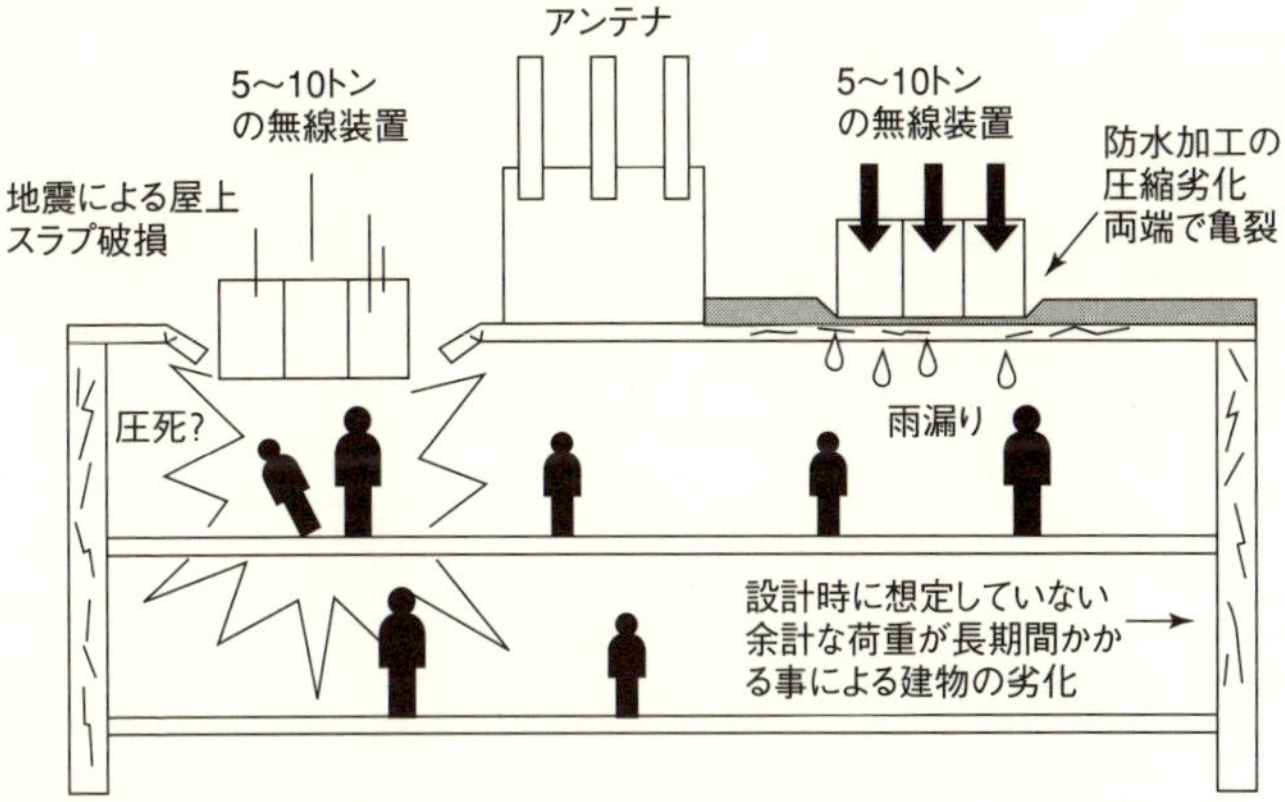

地震の際に5〜10トンの重さが頭上に載っているのと、載っていないのではどちらが安全か?
5〜10トンの重さが載っているのと、載っていないのではどちらが建物の劣化が早いか?

資料4-7　鉄塔倒壊の危険性

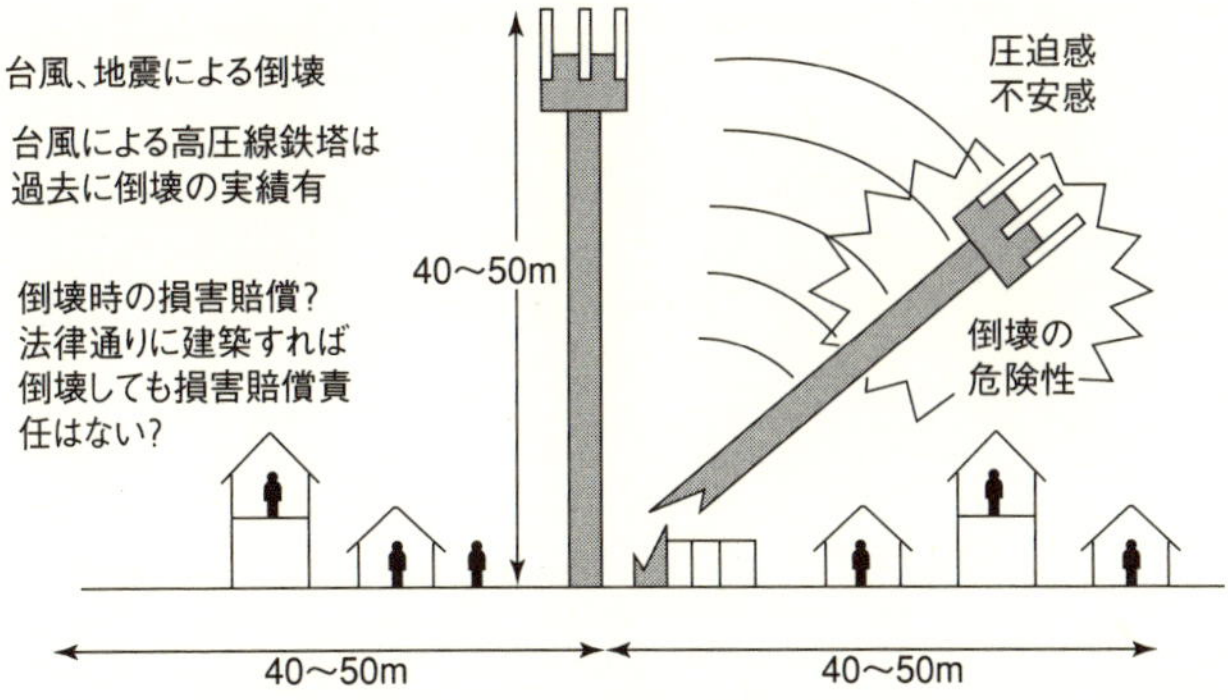

出所）共に前掲『ケータイは安全か』より

資料4-8　高周波の規制値比較
中継基地局からの電磁波規制　高周波の規制値について（国際比較）
※ICNIRP（国際非電離放射線防護委員会）

国名等	規制値	備　考
スイス	4μW/cm²（電力密度）	連邦政府が2000年2月より
イタリア	10μW/cm²（ただし自治体は2.5μW/cm²）	
ロシア	2.4μW/cm²	
中国	6.6μW/cm²	
ICNIRP	450μW/cm²	
日本	1mW/cm²（1000μW/cm²）	1.5Gの場合
ブリュッセル	2.4μW/cm²	予定
ザルツブルグ	0.1μW/cm²	オーストリア（提案中）
フォローゲン州	0.001μW/cm²	オーストラリア（提案中）

の表だ。表でお気づきかと思うが他は「μW／㎠（マイクロワット・パー・平方センチ＝マイクロは一〇〇万分の一）」なのに日本だけが「mW／㎠＝ミリワット・パー・平方センチ＝ミリは一〇〇〇分の一」になっている。大飯町で出してきた数値を「μW／㎠」に換算すると「〇・〇〇〇三三μW／㎠」となる。ちなみに自然界の強度は「〇・〇〇〇二μW／㎠」といわれている。それからすると大飯町で携帯会社が出してきた数値は世界の秘境なみの低さとなる。いかにウソッぱちかわかるであろう。

もう少しましな数値を示そう。福井市北四ツ居で携帯会社が出してきた数値は「送信機出力九六W、高さ二〇mアンテナで最大〇・一八八μW／㎠」（アンテナから一八〇m付近）だ。高知市横浜西町で携帯会社が出してきたのは「最大出力の場合〇・二九三μW／㎠」だ。

資料4-9　携帯電話電磁波の生物への影響

0.01μW/cm²	脳の浸透性に影響
0.02μW/cm²	脳のアミン・レベルが変化
0.05μW/cm²	男性の精子数が減少
4.0μW/cm²	神経内分泌に変化
10.0μW/cm²	遺伝子効果が現われる
28.0μW/cm²	他の影響下で腫瘍促進効果

この数値を参考に見ていこう。世界で初めて携帯電話電磁波の生物への影響を証明したのはロス・エイディ博士だ。元カリフォルニア大学脳科学研究所長だった人で、現在はカリフォルニア州ロマリンダの「退役軍人管理局医療センター」に勤務している。ロス・エイディ博士の研究によると資料4―9のようになる。「〇・〇五μW／cm²」で男性の精子数が減少する。これからすると携帯中継局が安全なわけはない。

二〇〇〇年五月に、英国政府の委嘱を受けた「携帯電話に関する独立専門家委員会」（一二人の委員で構成）は、サッチャー政権当時の首相科学アドバイザー、ウィリアム・スチュワートが座長を務めたので「スチュワート委員会」と言われるが、「一六歳未満の子供は携帯電話使用を差し控える」などの勧告をして話題となった。

このスチュワート委員会の公開シンポジウムで呼ばれたワルウィク大のハイランド教授は「理想的には電力密度〇・〇〇一μW／cm²以下でなければ安全ではない」と証言した。日本の規制値の実に一〇〇万分の一の値である。そして現在、オーストラリアのフォローゲン州はこの数値を規制値とするよう提案中なのだ。

欧州中で知れ渡っている事件がある。スペインのバリャドリッド市は首都マドリッドの北西に位置する市だが、二〇〇〇年十二月に、市内の小学校（生徒数約四五〇人）で三人が白血病に罹り、全校生徒の四分の一がホジキンス病に罹った。ホジキンス病は悪性リンパ腫の一種だ。その原因は「通信用アンテナと汚染化学物質のせい」ということで欧州中の関心を引いている。親たちは小学校の近くのビルの屋上に設置された「三・五ギガヘルツ（一秒間に三五億回の周波数）と二六ギガヘルツ（同二六〇億回）の通信用アンテナ」のせいだと裁判に訴えた。会社側は「最初の患者が発見されるわずか一カ月前にアンテナは供用開始したのだから病気の原因ではない」と主張したが、住民たちは納得せず、裁判で争い、勝利したため通信アンテナは発信を中止した。

たとえ微弱でもアンテナから二四時間、三六五日、のべつまくなしで高周波が発信されるのである。スペインの住民たちの不安は考慮されて当然である。

第3部　極低周波問題

第5章　山陰の古戦城跡に五〇万ボルト超高圧送電線

――電力会社の横暴と闘った山口・阿東町嘉年の取り組み――

坐禅瞑想を破る輩

山陽新幹線小郡駅からSLが走る路線で知られるJR山口線に乗り換え益田に向かう途中の、小京都津和野（島根県）に接する山口県側に阿東町《あとうちょう》は広がる。

阿東町は端から端まで四〇キロ以上ある広域の町で、町の南にはそびえ立つ断崖とさざ波がおこる渓流で自然の奥深さを感じさせる景勝地・長門峡があり、町の北には「長門富士」の別名をもつ標高九八九メートルの、山頂から日本海を望下する十種ヶ峰を配する。春夏秋冬で色模様を変える自然豊かなところが阿東町の良さだ。

津和野と隣合う、したがって町の北側に位置する嘉年《かね》地区は、萩市に注ぐ阿武川の水源地であり、かつ戦国時代に勇名を馳せた「嘉年勝山城合戦」の史蹟の地だ。山奥ゆえ歴史遺産は開発の波に洗われずいくつも残されており、地元では嘉年を「歴史公園」とすべく、時代別の史蹟めぐりコースの整備を始め、県も村おこしのためなので一五〇〇万円の助成金を出すことを決めていた。

資料5-1　勝山城合戦・古戦場に建設予定の超高圧送電線

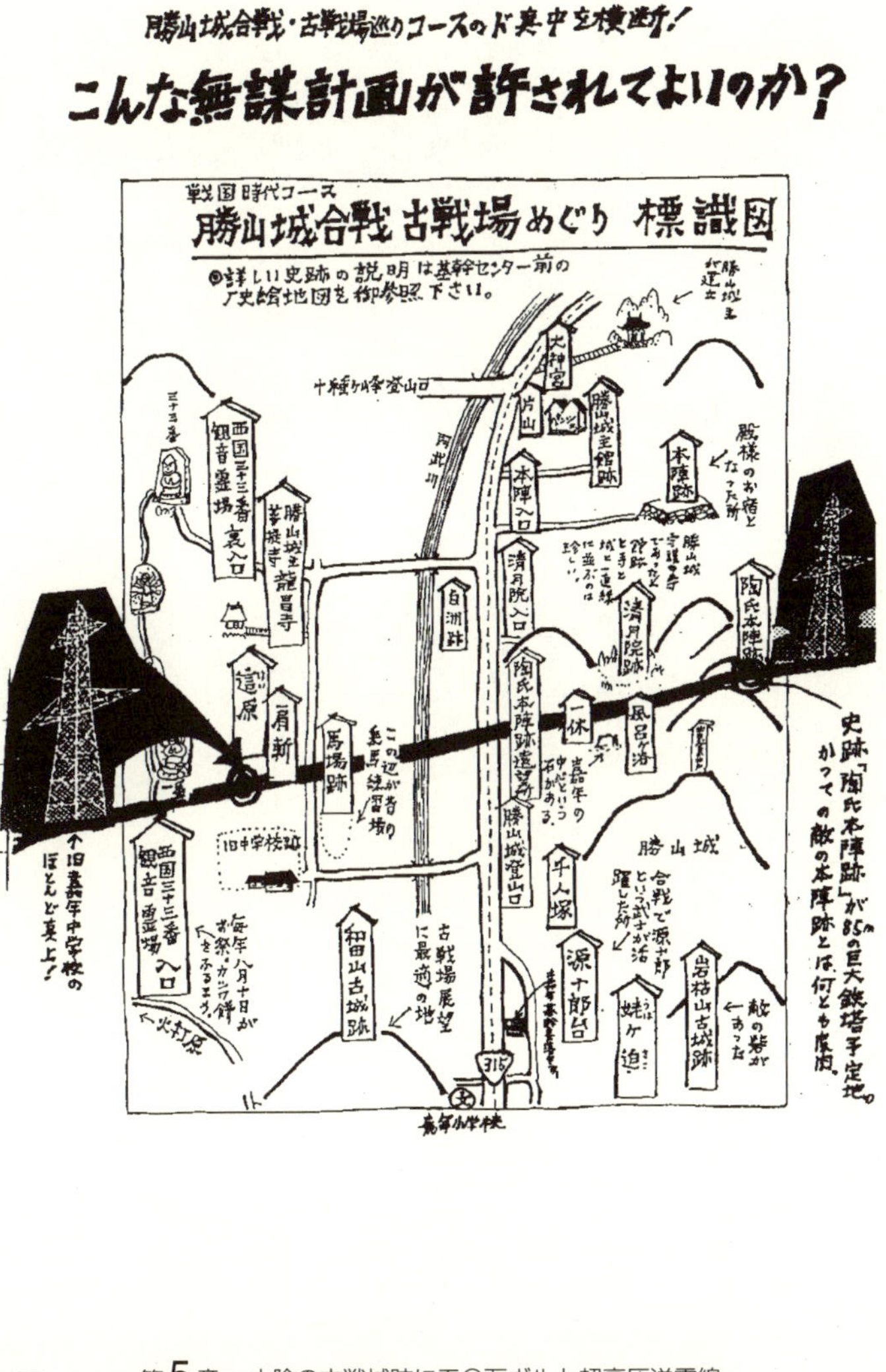

そうした話が進んでいた一九九二年七月、中国電力が郷土のシンボル勝山城跡の真横に高さ九〇メートル級の高さの送電鉄塔を建て、歴史公園・古戦場巡りコースのド真中に二四本の太い送電線を張り巡らそうというドエラい計画をしているのがわかった。

送電線鉄塔予定地を買収するため中国電力社員が極秘に地権者に交渉にあたっていたが、そこは山深い地である。「お前の所にも来たか」と発覚し、声のかかった地権者をつなぎ合わせると送電線ルートも自ずとわかった。嘉年の歴史を無視した送電線ルートに地元民は驚き、怒り、反対に立ち上がった。

もう少し嘉年勝山城合戦を紐解こう。今から四五〇年以上前の室町時代末期から戦国時代にかけて、山陰のこの地域は大内氏・尼子氏の二大勢力が覇を競っていた。大内氏の重臣陶隆房《すえ》は領主大内義隆に謀反し義隆を自害に追いこんだ。余勢を駆って陶隆房は現在の山口市方面から押し寄せたのに対し、義隆の義兄にあたる津和野城主吉見正頼が義兵を挙げ、両者が激突したのが「嘉年勝山城合戦」である。吉見軍は嘉年の勝山城に籠り、陶軍は勝山城を取り囲むように四カ所に砦を築き、勝山城の真向いに本陣を敷いた。その場所が史蹟「陶寄せの陣」である（資料5―1）。

半年に及ぶ激しい合戦は、城中に籠る家臣の娘の寝返りによる放火でさしもの堅牢を誇った勝山城も炎上落城した（地元の伝承や『陰徳堅太平記』より）。津和野の出城である嘉年勝山城を陥れた陶軍は津和野本城へと攻め上ったが頑強な抵抗に遭い、やがて吉見氏と友好関係にあった毛利元就によって厳島合戦を経て陶隆房は滅ぼされ、最終的には吉見氏は逆転勝利をおさめたのである。

このような歴史をもつ嘉年を「歴史公園」にしようと取り組んだ中心人物の一人が、地元の龍昌寺住職竹林史博であった。龍昌寺が勝山城主波多野家の菩提寺であったことも竹林を動かした大きな動機だった。竹林の所に中電が交渉に訪れたのは九二年七月で、この日を境に中電を相手とする〝平成勝山城合戦〟が火蓋を切る。

中国電力の送電線計画と勝山城合戦には符合点が多い。中電山口支店も陶軍も山口から嘉年にやってきた。送電鉄塔の一つはかつての合戦で陶軍が本陣を敷いた場所、史蹟「陶寄せの陣」の真上であり、波多野家菩提寺龍昌寺の裏山敷地内にも鉄塔を建てようとした。やがて反対派の中から裏切りが出たのまで似ている。

平均八五メートルの巨大な鉄塔が何本も建ち、嘉年のド真中を高圧送電線が貫けば、自然美豊かで歴史豊かな郷土の景観は台無しになってしまう。そのことに地元住民は許せないと立ち上がったのだ。

中電が龍昌寺に土地買収で訪れた一週間後には反対請願書の署名運動を展開することが決まり、翌月八月初旬、山口県庁記者クラブで記者会見を行なったところ、テレビ、新聞各社は一斉に報道した。

九月には、嘉年全地区が結集し「中電鉄塔対策協議会」が発足し、町当局に村はずれの山中を迂回するルートに変更するよう要望書を提出した。その後は町長を仲介役に協議会役員と中電との間で交渉が重ねられていく。

電磁波問題の存在を知る

当時、竹林らは電磁波問題について何も知らなかった。龍昌寺は曹洞宗の寺だが、島根県津和野の同じ曹洞宗の寺に反対署名をもらいに訪れたところ、そこの住職がハム（アマチュア無線）愛好者で「あなたたちは〝景観破壊〟を専ら問題にしているが、ハム仲間で白血病が多いのは知られている事実だ。送電線問題は電磁波の影響こそ重要なのだ」と知らされ、この時から竹林は電磁波資料集めを始める。

とはいっても山口県の山深い里で電磁波資料を集められる訳がない。そこで竹林は東京の国会図書館まで出掛け、東京の親戚の家に滞在し一週間ほど通い続けた。東京に来て三～四日経ったある日、ふと朝刊の広告欄を見るとある週刊誌に「電磁波特集」の大見出しを見つけた。早速、その週刊誌を購入し、山梨県でリニアモーターカーに反対している住民たちとなんとかコンタクトをとり、資料をもらった。

嘉年を通る中電の送電線は五〇万ボルトという超高圧送電線で「五〇万V送電線第二ルート」と名付けられている。図（資料5―2）を見てわかるように既に九州と中国地方は「新山口変電所」までルートはできている。そしてその新山口変電所と、鳥取県溝口町にある西日本最大の変電所「日野変電所」を結ぶ全長二五五キロのルートが「五〇万V送電線第二ルート」である（最終的には

資料5-2　電力施設計画概要図

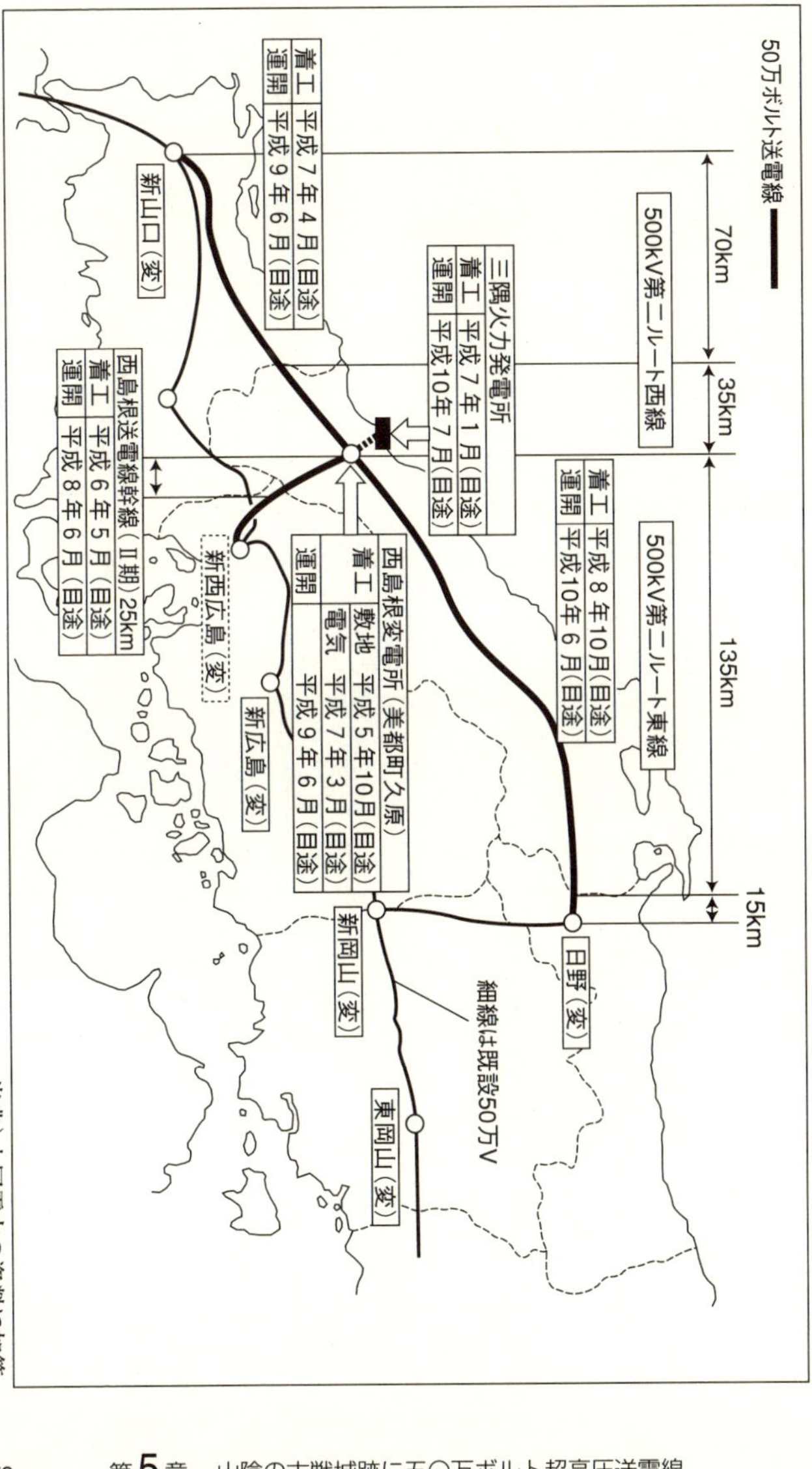
50万ボルト送電線
500kV第二ルート西線
70km
35km
135km
15km
500kV第二ルート東線
三隅火力発電所
着工　平成７年１月（目途）
運開　平成10年７月（目途）
着工　平成７年４月（目途）
運開　平成９年６月（目途）
着工　平成８年10月（目途）
運開　平成10年６月（目途）
新山口（変）
西島根送電線幹線（Ⅱ期）25km
着工　平成６年５月（目途）
運開　平成８年６月（目途）
西島根変電所（美都町久原）
着工　敷地　平成５年10月（目途）
運開　電気　平成７年３月（目途）
平成９年６月（目途）
新西広島（変）
新広島（変）
新岡山（変）
日野（変）
細線は既設50万V
東岡山（変）

出典）中国電力の資料に加筆

大阪まで続く）。

こうしたことから、反対運動はやがて島根側と山口側の人達が結びつき九二年十一月、「高圧線・山陰ネットワーク」が結成された（このあと、九三年五月にはリニアモーターカーに反対する住民たちとともに「高圧線問題全国ネットワーク」が結成されるが、そこでも竹林は中心的な役割を果たす）。

山陰ネットワーク結成で竹林のところに電磁波問題に関する資料データもだんだんたまり、中電鉄塔対策協議会の発行する「会報」も充実してくる。会報は新聞折りこみで継続的に配布された。

中電の当初計画では、阿東町に全部で三五基の送電線鉄塔が建つ。高さは一基約八五メートルで、四〇〇メートルから四五〇メートル間隔で鉄塔を建てるというのだ。

住民たちが資料データを独自に集め学ぶにつれて、中電の言い分のいい加減さが次々と明らかになっていった。

まず第一に、中電は「送電線鉄塔は台風にも大丈夫な設計だから倒壊の心配はありません」と言っていた点について。

——電力会社九社が資金を出している電力中央研究所の坂本雄吉正員は「（九一年の台風一九号で）九州、四国および中国地方で鉄塔の倒壊および折損三九基、電線の断線七七条が発生している」（T・IEEE JAPAN Vol.112-B No9 193）と報告している。

第二に、「送電線は八〇年以上も前から建設されており、これまで電磁界により人体等に影響を与えた例はない」と言っていた点について。

――スウェーデンの国立カロリンスカ研究所が一九六〇年から八五年の二六年間、高圧送電線下三〇〇メートル以内に一年以上居住する人を疫学調査したら、磁場二ミリガウス以上で小児白血病二・七倍、三ミリガウス以上で同三・八倍の発症リスクがある、との結果がでている。また「より強い電磁界を作り出すものが必ずしもより危険ということではない。問題は、強さとさらされる時間によって決まる摂取量（DOSE RATE）であり、弱い電磁界であっても長時間さらされる場合は問題である」（『環境リスクと環境法』米国東京海上火災編）とのレポートもある。それにそもそも創立以来わずか五〇年の中電が、どうして八〇年の安全性を証明できるのか。一体どこにそれを立証できる資料が存在するのか。電力会社の「安全宣言」はたんなる言葉遊びでしかない。

第三に、中電は「嘉年地区に建設する送電線は五〇万ボルトで鉄塔の高さは八〇メートル（実際は八五メートル）だ。一〇〇万ボルト送電には高さ一一〇メートルの鉄塔が必要で、したがって五〇万ボルト送電線で一〇〇万ボルト送電に転用することはできない」と弁明し、将来の一〇〇万ボルト送電への転用を否定している点について。

――既設の篠生地区の五〇万ボルト送電鉄塔は高さ約七〇メートルだが、嘉年地区のは高さ平均八五メートルである。現在の一〇〇万ボルト送電鉄塔は高さ一一〇メートルであるが、新聞（『読売新聞』九三年十月九日付）によると「当面の運用は五〇万ボルトだが、設計上必要なら一〇〇万ボルト送電も可能な送電線が登場」したという。となると将来的には一〇〇万ボルト昇圧も可能と思われる。

第四に、「中電の電力需要から今後とも安定して伸び続けるものと想定し、電力安定供給のために五〇万V送電網第二ルートが必要」という点について。

――『朝日新聞』（九三年四月十日付）は「九州電力は一九九七年以降、原発一基分相当の一〇〇万キロワットの電力を関西電力に供給することが明らかになった」と報じている。つまり九州でつくった電力を関西まで送るということで、その中間ルートとして中国電力の第二ルートが予定された、と考えられる。「中電の安定供給」のためなどではない。

第五に、中電は「（人家の少ない地域への）ルート変更は金がかかる（中電の試算では約一二億円余分にかかると主張）から不可能」と主張している点について。

――島根県石見町では、町長を先頭とするルート変更要求に対して中電はその要求をのみ、人の住んでいない山あいルートに大幅に変更した例がある。

住民組織「中電鉄塔対策協議会」の会報はひんぱんに出された。会報を丹念に見ていくと嘉年の住民たちの精力的な活動ぶりが浮かび上がってくる。船瀬俊介氏講演学習会（九三年六月二十七日）、荻野晃也氏講演学習会（九四年五月十三日、町議会特別委員会が開催）、県内の既設五〇万V第一ルート現地視察会、反対署名数三〇〇〇人（阿東町は全部で約三五〇〇戸。県外の人も署名数に入っているとはいえ過疎の町でこれだけ集めるのは容易ではない）、会報に使われた資料は海外文献、新聞雑誌記事、学術研究関係と盛りだくさんで竹林らの情報収集力は相当なものである。

離反・裏切り

反原発住民運動に対して電力会社が謀略まがいの妨害活動をすることは様々な形で暴露されているが、これだけの地域運動を展開した嘉年の住民たちに対する中国電力の表工作、裏工作も半端でなく行なわれた。そのため住民内部の離反や裏切りも出てきた。

竹林史博が実際経験したことだが、「親戚で同じ僧職に従事する伯父のところに中電社員が来て、『嘉年の運動をやめるように説得してくれないか』と頼んだり、山口県内の曹洞宗の上層部の人に働きかけ、圧力を加えようとした」という。竹林が山梨のリニアモーターカーに反対する住民たちと協力して全国ネットワークをつくろうと会合を開いた一週間後に、阿東町役場の総務課長が「竹林さん、大きなことをしようとしているんですね」と話しかけてきた。おそらく東電関係者が情報をとり、中電に伝え、中電が町当局に報告したのだと考えられる。

町議員への中電の裏工作を裏づけるかのような議会やりとりもあった。九四年五月三十日の町議会特別委員会でのことだ。

町議員　この問題が起きてから議員各人に、中国電力側から協力要請がなされたと聞くが、二〇人の議員の内、何人の議員に協力を依頼されているのか。

中電　……（絶句、返答なし）……

委員長　まず、そういう事実があったのか？　なかったのか？
中電　特定の議員の方から質問を受けたことは二、三あるが、それ以外はない。
（この特別委員会を退席する中国電力幹部を執拗に追ってインタビューしたのが「テレビ朝日『ザ・スクープ』——検証電磁波——」（一九九五年三月十八日放映）の冒頭映像である）

署名運動が活発化している時期には、日蓮宗系の某宗教集団が約二〇人ほど来て、阿東町三五〇〇戸全戸に五～六回、反対運動を中傷する怪文書を手配りした。無論、中電との関係を証明できるわけではないが、この宗派は強烈な反左翼運動をすることを特徴とし、過去にも造船や国鉄（現JR）の労組ストライキ反対運動をしたことがある。その宗教集団が突然、阿東町に現われ、ビラをまき、また風のように去ったのをみて「中電のまわし者」と住民たちが受けとるのも当然であろう。

竹林が住職をしている龍昌寺の総代長（いわゆる檀家総代）は司法書士で、中電が地元で鉄塔用地として買収した土地登記を一手に引き受けている立場から、住職が反対運動の先頭に立っていることに猛反対であった。「檀家あっての寺」から考えると住職としては総代長の意向を無碍《むげ》にはしにくいが、竹林は自己の信念を貫き通した。だがこの総代長も中電がらみのある「事件」で辞表を提出したため、以後、竹林は動き易くなった。

この章のはじめの部分で、嘉年を戦国時代の史蹟の地として「歴史公園」とするため、県が一五

○○万円の助成金を出すことが決まっていたと書いたが、これが突然中止となった。県が一度決めたことを中止するのは極めて異例のことだ。県の担当者はしきりに首をかしげたが、地元ではその理由はうすうす察しがついた。この件は県の阿東町の担当者の尽力で、代わりの事業指定により四○○万円支出することでなんとかしのげた。

中国電力のウソ（鉄塔は倒れたことがないとか、反対運動は嘉年だけとか、ルート変更などしたためしがないとか）、脅し、公共事業つぶし、といった一連のゆさぶりで住民側に混乱も生まれた。

「子供達のために郷土の景観を守りたい」と言っていた運動の主体である中電鉄塔対策協議会の会長が「郷土の活性化のため」と積極推進派に鞍替えしたため代表を降りてしまう事件が起きた。中電の当初計画である勝山城ルートに対し、住民側は景観を害さないルートである権現山裏ルートを提案した。

だが中電は住民提案ルートは一二億円も費用がかかるからと拒否し続けた。代わりに中電は台山ルートという新提案をしてきたが景観破壊にかかわりがなく、中電鉄塔対策協議会はＮＯと答えてきた。ところが中電の裏工作が効を奏したとみえ、協議会の会長が「中電独自の台山ルート案を受け入れてはどうか」と言い出したのだ。

だがその時、協議会に出席していた者は会長をのぞいて誰も台山ルート案を支持しなかったため、会長は辞任し協議会もいったん解散することになった。

同年五月、第二次中電鉄塔対策協議会が発足した。

鉄塔は建てられたが……

次にきた切り崩しは強力だった。五〇万ボルト送電線鉄塔は高さが平均八五メートルで鉄骨の重量だけで五二トンあり、一基当たり一〇〇〇平方メートルつまり三〇〇坪の底面積が必要となる。こんな巨大な鉄塔が阿東町内に一九基建つ（当初は三五基だった）。一九基のうち六基は町有地に建つ予定だ。嘉年地区で住民の多数は鉄塔建設に反対だが、地権者は金がからむため買収に応じる人も少なくない。珍しい事例では、反対者の家の真上にわざわざ五〇万V線のルートを変更し、数百メートル先の別の場所に中電が一軒を新築し供与したという実例がある（九州電力ではこういう事例は全国にない、と宮崎県下の五〇万V線反対住民に説明している）。龍昌寺の裏山の敷地にかかっていたルートは中電がルートを約五〇メートルずらしたため敷地からはずれた。そんなこんなで鍵は町有地の売却にかかっていた。

町議会内に設置された特別委員会も結局中電案に反対し、町長も町議会議長も景観を害さないルートへ変更するよう県に申し入れていた。

あわてた中電は最後の切り札として県内選出の国会議員に手を回し、この国会議員の圧力で次々と町会議員は寝返り一挙に町有地は中電に売却されることとなった。かくして中電は鉄塔建設へと突き進んだ。

建設工事は九五年から開始された。いったん開始となったら最後、住民たちが差止め裁判に訴えようが何をしようが既成事実が次々とつくられ、嘉年に巨大鉄塔がどんどん建てられていった。この国の司法は権力者側になびいている。

――二〇〇二年初夏、現地を訪れた。巨大な鉄塔は何事もなかったかのように周囲を威圧しそびえていた。竹林史博は「送電線下で最大七～八ミリガウスの磁場が出ている。鉄塔二基は目立たないようにと中電が勝手に灰色に塗りかえた。だが冬にここらが雪で白く覆われるとかえって目立つ。十種ヶ峰のように古代から神の山として崇敬を受けてきた山や郷土の誇りである勝山城跡のような歴史的遺産も含めて中電は景観を破壊し、私たちの精神生活の基盤を崩した。そして末代まで続く電磁波被曝は肉体に対する侵略行為である。ルー

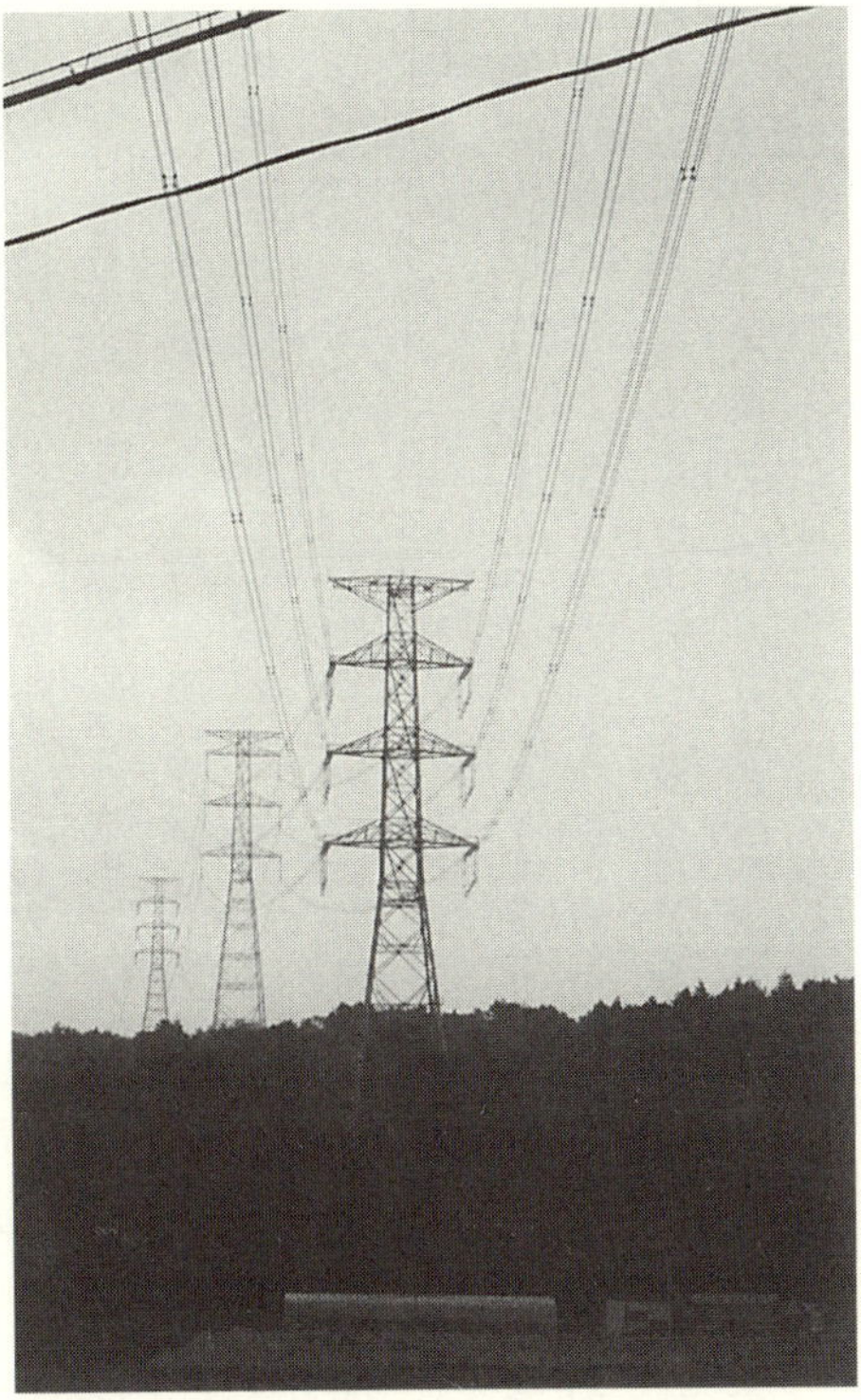

資料5-3　景観を台無しにする嘉年の50万V送電鉄塔

ト変更は可能だったのに一企業が利益を優先させ、郷土の美しい景観と住民の安全な生活環境を奪った責任は重大だ。さらに景観破壊や電磁波の危険性を知りながら、それを認めた小野町長の責任は極めて重大であり、住民に対する背信行為だ」と語った。

竹林は今も「送電線・山陰ネットワーク」の活動を続けているし、全国の送電線反対運動の中心軸として活躍している。龍昌寺の書庫には各地の運動の資料、新聞雑誌の記事、海外資料、電磁波関係の本が整理よく保存されている。最後の言葉は耳に残った。

「京大の荻野博士は四国伊方原発反対の特別弁護人として法廷に立たれたが敗訴であった。しかし私は博士から『三〇年経たないと本当にどちらが正しいかわかりませんよ』とのお話を聞き、深い感銘を受けた。誰もが原発の誤ちを認めるにはそれ位の年月がかかるということだ。電磁波も同じだ。本当にどちらが正しいのか。最終的な勝利はどちらにあるのか。電離放射線（ガンマ線、X線）の危険性をふつうの人がわかるまでに大体五〇年かかった。それに比べると非電離放射線（送電線や携帯電話の電磁波）は誰にも身近な問題なだけにもっと早く理解されると思っている。その時、中電との闘いの決着が明らかになる」――

第6章　広島ルーテル教会の地下に大型変電所

――信徒と近隣住民の取り組み――

ルーテル平和大通りビル

中国地方最大の都市広島市に平和大通りと名付けられた一〇〇メートル道路がある。その平和大通りの東詰に面して地上一〇階、地下二階建ての「ルーテル平和大通りビル」が建っている。一階は西川ふとんのブライダル・ショールームで二階が保育園、三～四階が日本福音ルーテル広島教会、五階から一〇階までが貸事務所、という構成だ。

二階の保育園は財団法人ルーテル会が経営する保育園である。

高さ四三メートルの瀟洒《しょうしゃ》なこのビルの建設の是非を巡ってルーテル教会内部で、そして隣接する小学校の保護者や地域住民と教会との間でダブルで攻防戦がくり広げられた。

ルーテル平和大通りビル（以下ルーテルビル）の献堂式（落成式）は一九九六年四月に行なわれた。

なぜこのビルが問題になったかというと、地下一～二階部分に中国電力の「鶴見変電所」（地名が鶴見町のため）が入ったからである。

変電所設備の概要は「送電線関係は一一万ボルト地中送電線四回線、配電線関係は六〇〇〇ボルト地中配電線一二回線」で、そのための「巨大変圧器が二台と関連付属装置」となっている。平たくいうと、一一万ボルトの送電線が四本入ってきて、巨大変圧器で変圧して六〇〇〇ボルトの一二本の配電線に分けて電気を送る、ということだ。

ルーテルビルの建設費は約三〇億円で、うち一四億円は中国電力が地下一～二階を六〇年間権利を取得する代償として支払い、残り一六億円は銀行から借り、保育園や貸事務所の収益で返済しようというのだ。

ふつうの商業ビルならなかなかよくできた収益事業計画といえるが、問題はまさしく「ふつうの商業ビルではない」ことにある。

一つめは、税法上の優遇措置を受けている宗教法人が信仰と無関係な大型収益事業に手を出していいのかということ。二つめは、「命の尊厳を説く」教会が保育園のある建物の下に危険（クロ）か安全（シロ）かが決着していない電磁波を出す変電所を入れていいのかというビルの安全性の問題。三つめは、被爆地ヒロシマにおいて原発をつくっている電力会社の金をアテにして大型収益事業を行なっていいのか、ということだ（もう一つ、「学校のそばに変電所を建てていいのか」という重要な問題があるが、その点は次章で展開する）。

日本福音ルーテル教会（以下ルーテル教会）は、日本での宣教の歴史が一〇〇年を超えるプロテスタント宗派である。ルーテルとは、宗教改革を行なったマルチン・ルターのことで、世界的には最大のプロテスタント宗派である。

ルーテル教会は一九七四年に海外からの資金援助を断り、いわゆる「自立の道」を歩み始めた。七四年当時は教会全体の経常運営費約三億円の半分が海外からの援助金だったという。「自立の道」は口でいうほどかんたんな道ではなかったであろう。

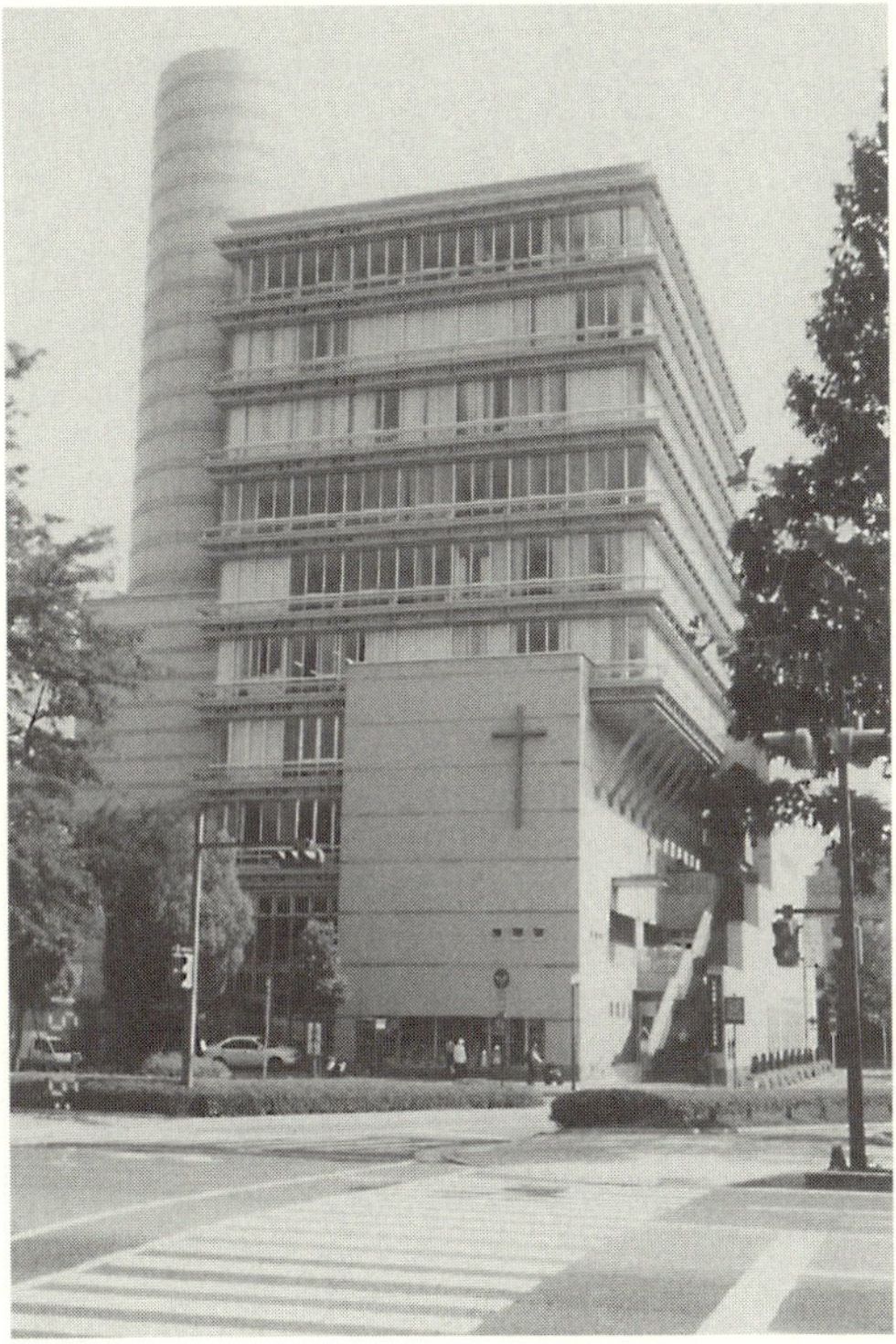

資料6-1　ルーテル平和大通りビル（地上10階地下2階）

そのためルーテル教会は「収益事業」に手を出す。教会内では「第一次収益事業計画」と呼ばれ、三カ所で行なわれた。一つが貸オフィス（東京・市ヶ谷）、二つめがホテル経営（大阪・中央区）、三つめが女子学生会館（東京・文京区）、である。第一次収益事業は一九八八年に一応区切りをつけた。神に仕える集団として収益に走ることへのためらいがあったことは想像に難くない。

だが資金繰りはどこの世界でも厳しいとみえ、二匹目のドジョウへの誘惑が生まれる。広島ルーテルビルに中国電力（以下中電）の変電所を入れるという計画は「広島プロジェクト」と命名され「第二次収益事業」の目玉としてあった。なぜ「第二次収益事業」が必要なのかの理由としてルーテル本部は、①教職（牧師を指す）の退職準備金の充実、②神学校教育資金の増額、③教会の土地及び建物の購入・新築・老朽化対策（修繕費や改築費）、④世界伝道への参加資金、の四つをあげる。

収益事業一般をすべて悪ととらえるのもどうかと思うが、やはり信仰集団として節度は必要であろう。「第一次収益事業」の際、教会内部で「信仰目的と収益事業」を巡る不協和音が生じたことが影響したためであろうが、ルーテル本部は広島プロジェクトの内容を審《つまび》らかにしないで話をすすめていった。そのことがその後の紛糾の原因となった。

中電からの誘惑

中電からルーテル広島教会に「教会を改築する際に地下変電所を入れさせてもらえれば、一三億円を使用料として支払う」旨の口頭申し入れがあったのは一九九一年七月である。もちろん表向きは「地下に変電所を設置したい」という申し入れで、生臭い話は水面下のことだ。広島教会はその年の九月の役員会を経て十月に中電の申し入れ書を受諾している。

この計画を「ルーテル広島教会センタービル建設構想案」として信徒が知るのは翌九二年二月二日の広島教会総会である。出席者二七名の総会において広島教会責任者森勉牧師から「センタービル建設構想案」が提案された時、広島教会信徒代表の池松綾子は当時別の懸案で頭の中が一杯だったため、この構想案に質問も反対もしなかった。こうして論議のないまま「起立多数」で構想案は決議された。

「後になって、この時の広島教会での決議が重要なかぎとなっていたことを知り、一人の会員としてなんと無責任な態度を取ってしまったのかと、広島教会の皆様にも、全国の教会の皆様にも申しわけないことをしてしまったと反省しております」（広島会館と地下変電所を考える会編『広島プロジェクト決議の顚末解説篇』より）と池松は広島プロジェクトの問題点をあとで知るや、強い思いで反対の声を上げていった。

地元広島教会で決議された「センタービル建設構想」は翌三月に、西教区（関西・中国・四国地方）総会で「書記報告一括承認」の形で、総会決議はもとより正式な報告がないまま通過する。その時の状況はこうだ。

「総会のおわりに、総会会場（西教区総会は広島ルーテル教会で開かれた＝筆者注）の牧師の森牧師の挨拶があった。たしかその時に、地下変電所の話をされたと記憶している。これは総会での議題でも、報告でもない。『単なるお話し』をされたのである。従って質疑がある筈もない」（宇部教会黒田敏夫、前掲書より）

同年八月二十四日に開催された「第十五回ルーテル全国総会」はルーテル教会の最高決議機関である。全国総会は二年に一回しか開かれない。その点では極めて重要な場であったが、ここでも若干の反対はあったが「第二次収益事業」（この時点で広島プロジェクトという名はなかった）は決議されてしまう。

なぜか。その理由は以下の記述でわかる。

「第十五回定期総会における最大の問題は『広島プロジェクト』であったのだが、残念ながらその時点において私達は事柄の重大さをまだ十分に認識していなかった。なぜなら、総会資料には『広島プロジェクト』の具体的な内容はまったく記されておらず、たんに抽象的な『第二次収益事業』に関する議題が提案されていたに過ぎないからだ」（小倉教会牧師・沼崎勇、前掲書より）

「しかし、総会後の事務処理委員会報告や常議員会報告書が送付されてくるようになってから、さまざまな問題を感じるようになりました。先ずいちばん問題に思えたことは、この広島プロジェクトが信仰の問題としてよりは、とにもかくにも日本福音ルーテル教会という組織を守り維持するためという経済財政問題に終始しているということでした」（甲府教会牧師・浅見正一、前掲書より）と広島プロジェクトの本質を見抜く人たちが出てきた。

しかもこの牧師は、広島プロジェクトの問題点はそうした収益重視の姿勢だけでなく「原子力発電の問題」（ヒロシマは原爆被災地であり、中電は原子力発電所をつくっている会社である。その広島市内の教会の下に中電の変電所を設置して収益をあげることがいいのかという問題――著者注）であり「電磁波の問題」でもあると、その文の後段で鋭く指摘している。原子力発電の問題とは、核廃棄物（原文では産業廃棄物と表現しているが）の処理困難さは後世代への負担となるし、電力の大量消費は地下資源の涸渇につながる問題で、そうした原発推進は国の政策であり電力会社の企業方針だ、と批判している。

もう一つの電磁波の問題とは「危険のおそれのあるものに対する良心の問題だ」と言及している。歯切れがよくプロテスタント牧師の面目躍如といった痛快さである（しかしその後、この牧師は第十六回全国総会の議長になったあたりから反対や批判の発言をしなくなっていく）。

こうして初期の段階ではルーテル本部の広島プロジェクト隠しが効を奏し、形式上の手続をクリアした。しかし徐々に内容が理解されるに従い、日本福音ルーテル教会内に広島プロジェクトへの疑問の声が次々と出るようになり、やがて一つのうねりとなっていく。

ルーテル教会始まって以来の論争

広島プロジェクトの抱えている問題は重要であり、たった一回の総会決議で決着すべきではない。もう一度、問題点を話し合い、計画をみんなで見直すべきだ、と考える有志たちが横の連絡をとり臨時総会を開催させようと動き始めたのだ。前に述べたように全国総会は二年に一回しか開かれないため、決議した第十五回総会が開かれた一九九二年の翌年は総会がなく、二年後を待っていたら広島プロジェクトが既成事実化してしまう。そう判断した有志たちは九三年に臨時総会を開かせようと取り組んだ。

九二年八月の第十五回全国総会での決議（つまり広島プロジェクトの承認）を受け、ルーテル教会本部はその年の十一月に中国電力と「基本協定」を締結していた。しかしその事実を全国の反対派有志が知るのは翌年の二月であった。

全国総会は代議員制で、議決権をもつ代議員は全国から約二五〇名が出席する。有志たちは「広島プロジェクトを考え直す会」をつくり、臨時総会開催要求に必要な人数の確保に全力をあげた。「考え直す会」は「核利用にキリスト者としての良心を売り渡さない会」が前身としてあり、そのメンバーが核となってできた会だ。

全国に散らばった代議員の説得活動が実を結び、「考え直す会」はついに代議員の半数以上の一三八名の開催要求署名を集め、九三年七月二十三日～二十四日、臨時総会を開催させることに成功した。日本福音ルーテル教会始まって以来の臨時総会開催だ。

ここで変電所と電磁波の関係にふれておく。変電所は字の通り電圧を上げたり下げたりする所だ。電場が動くと磁場が生まれ、磁場が動くと電場が生まれる。つまり変電所は巨大な電磁波発生源なのである。

広島教会信徒代表だった池松綾子は九二年二月の広島教会総会時点では電磁波の知識がなく「センタービル建設構想案」に反対しなかったが、電磁波関係の本を読んだり、電磁波講演会に参加するうちに「電磁波が保育園の子供たちに悪影響を与えるのでは?」と考えるようになった。とくにこの頃、スウェーデンの国立カロリンスカ研究所が大規模な疫学調査を発表し、「送電線下で磁場二ミリガウスで小児白血病リスク二・七倍、三ミリガウスで同三・八倍」という内容が出たことも知った。

「広島プロジェクトを考え直す会」も電磁波について学び、「西欧では既に、電磁波に関して安全のための規制がしかれるようになり、アメリカやイギリスでは訴訟問題まで起きているというのが実状です。（中略）危険が完全に否定できないほど証明されてからでは、遅いということが、（電磁波安全論者たちは＝筆者注）どうしてわからないのでしょうか」（希望教会牧師・内藤新吾、前掲書より）という認識を共有し始めた。

ともあれ、「広島プロジェクトを考え直す会」の奮闘でルーテル教会始まって以来の臨時大会は開催されることになったが、焦点は臨時総会のすすめ方である。「考え直す会」に結集した人たちは広島プロジェクトの問題点を理解しているが、全国から集まった代議員の多くは詳しい中身までは知らなかった。

臨時総会開催を要求した側は「広島プロジェクトをいったん白紙に戻し、再提案して十分審議した上で裁決するよう」求めた。しかしルーテル本部側は広島プロジェクトの全体像や手続き上の問題よりも、もっぱら「電磁波の危険性はあるのかないのか」に絞りこんで議事をすすめた。老獪な作戦をとったのだ。

電磁波問題について臨時総会開催派はこの問題の第一人者である荻野晃也博士（京都大学工学部）を呼ぶよう要求したが、ルーテル本部は「大会はキリスト教信者、ルーテル教会員に限る」と拒否し、電磁波安全論を支持する二人のルーテル教会員学者を呼んだ。しかも中電の協力が背後であったのであろうが、ルーテル本部側は豊富な電磁波安全論資料を用意した。

これに対し、反対派は臨時総会開催に全エネルギーを使い切っていたために自分たちの側の資料を十分用意できなかった。

こうして「広島プロジェクトを考え直す会」の立場が十分展開できないまま採決に入った。結果は広島プロジェクト賛成一三七、反対一〇三、保留六、棄権二で、賛成五五％、反対・保留・棄権四五％と僅差ながら教会地下に大型変電所を入れる広島プロジェクトは承認可決となってしまった。

当時のルーテル下関教会信徒代表・山県順子はその時の悲憤を「反対は四十五パーセント　教会の伝道世人はいかに見るらん」（前掲書より）と後日、歌にしている。

「ルターらの宗教改革は、ローマ教会（カトリック）がサンピエトロ寺院建立資金を捻出するため免罪符を売ったことなどに端を発して起きたのです。広島プロジェクトは本来浄財で運営すべき教会を大型収益事業で賄おうとするものです。しかも被爆地広島の教会で原発をつくっている中電に頼ろうというのです。それに加えて幼な子の命にかかわるかもしれない電磁波をまきちらす変電所で得る収益なのです。これをルターはどう思われるでしょうか」と池松・山県は憂う。

臨時総会後、「広島プロジェクトを考え直す会」は「広島会館と地下変電所を考える会」と改組し「ルーテル『広島プロジェクト問題』最近の情報」というタイトルの情報連絡誌を発行し、広島プロジェクトのその後をいまも見守り続けている。

「事実上日本福音ルーテル教会は二分されてしまった」（岡山教会牧師・三野慶仁、前掲書より）と表現されるほどのルーテル教会内の広島プロジェクト反対の取り組みはこうして山場を越えるが、このうねりはやがて周辺住民たちの闘いへと舞台を移して引き継がれていく。

隣接する小学校の子ども達の安全は？

日本福音ルーテル教会内部では教会を二分するほどの騒ぎであったが、あくまでそれは教会内の出来事であった。肝心の広島教会周辺の住民たちにはそんな一一万ボルトの変電所が改築後の教会の下にできるということは、ほとんど知らされなかった。

ルーテル広島教会信徒の池松綾子らは「電磁波問題を考える会」名で、九四年十月三日、広島教会に近い竹屋公民館で広島修道大学の物理学の先生を講師に電磁波学習会を開いた。学習会には二〇人余が集まった。

その年の十一月二十日、同じ竹屋公民館で、荻野晃也博士（京都大工学部）を呼んで二回目の電磁波問題学習会が開かれた。

この学習会に約三〇名が参加したが、その中に教会周辺の住民も数名いた。住民の多くはその時初めて竹屋小学校の前に変電所ができることを知った。その一人の北川佳子は教会のすぐ前に住んでいた。学習会後、池松ら三人は参加者名簿に記載された北川の家が教会のすぐ前であることを偶然知り、立ち寄ってみた。出てきた北川は、小学校前に変電所ができることへの不安を感じており、他に数名が同じ思いであることを知らせた。それから変電所周辺の住民が集まり市や中国電力に説明を求めることにきめ、合わせて電磁波の勉強を始めた。

翌月十二月一日、住民九名が広島市役所中区建築課に「建築工事の内容」の説明を求めに出向き、さらに同月十六日には中国電力広島電力所にも「鶴見変電所（ルーテル教会地下変電所）の概要」の説明を求めに行った。

その時納得のいく回答は得られなかったが、十二月二十日に竹屋集会所で、住民要請に基づく「地域住民への建設者側の説明会」が初めて開かれることになった。

講師はルーテル教会側が呼んだ北村正直東北大名誉教授で、彼はルーテル教会員であり電磁波の人体への影響は心配ない、という立場の学者だ。その他に森勉牧師（ルーテル広島教会責任者）、中国電力、前田建設（施行業者）、それにルーテル教会の通りをはさんで隣接する広島市立竹屋小学校校長も出席した。当日は住民数十名が参加した。司会は竹屋小学校PTA会長で、地下に変電所が設置されるルーテルビルの建築設計を請け負っている沖本設計士が担当した。

講師の北村名誉教授はしきりに電磁波の安全性について強調するが、住民たちは納得するどころかかえって不安を抱く結果となった。ルーテルビルの設計者がＰＴＡ会長というのも不可解な話だ。これでは中立性は保てないからだ。

この住民説明会がきっかけで北川らは「電磁波公害を憂う住民の会」（川崎久子代表）を結成する。住民の会は年が明けた一九九五年一月七日に、荻野晃也博士を呼んで竹屋集会所で勉強会をもった。この勉強会で電磁波問題を知り、学校のすぐ傍に変電所を建てることに不安を感じた住民たちで「竹屋学区子供達の心と身体を守る会」（山川文博代表）と「電磁波公害を憂う竹屋小学校留守家庭子ども会保護者の会」が結成される。留守家庭子ども会とはいわゆる学童保育クラブのことだ。

九五年二月三日には、広島市の社会教育団体である「竹屋学区子ども会育成協議会」（小林茂人代表）の主催で、中国電力と、住民団体の「電磁波公害を憂う住民の会」および「竹屋学区子供達の心と身体を守る会」という立場の違う双方を呼んで、客観的に地域の子どもの健康に電磁波がどのような影響をもつかを知るための勉強会がもたれた。こうした勉強会を通じて、人体に対する安全性が確立していない電磁波を発生する変電所を子どもの日常生活の場である学校に隣接して建設するのは危険性をはらむものであるとして、二月十八日に「竹屋学区子ども会育成協議会」は鶴見地下変電所建設反対を決議する。同日、有志たちで「電磁波公害を憂う竹屋小学校保護者の会」（津村嘉弥子代表）も結成される。

この日以降、五団体すなわち「竹屋学区子ども会育成協議会」「電磁波公害を憂う住民の会」「竹屋学区子供達の心と身体を守る会」「電磁波公害を憂う竹屋小学校保護者の会」「電磁波公害を憂う竹屋小学校留守家庭子ども会保護者の会」は共同してこの問題に取り組むようになる。

五団体のとりくみ

広島市役所への「ルーテル広島教会地下変電所（鶴見町）建設反対の陳情書」提出（二月二十一日）を皮切りに、五団体は東京の日本福音ルーテル教会本部への陳情書提出（二月二十三日）、広島市教育委員会と中国電力への陳情書提出（三月二日）、と矢継ぎ早に行動を開始し、新聞・テレビ・ラジオでもこの動きが取り上げられるようになった。

初期の段階でブレーキ役となったのは、ルーテルビルの設計士として地下に変電所ができることを一番早く知る立場にあった竹屋小学校ＰＴＡ会長である。だがこうした障害をのり越えて住民の関心は急速に高まっていく。

三月四日に、竹屋小学校保護者の会主催で小学校の理科室を会場に勉強会が開かれた。五団体と中国電力の双方の見解をきく勉強会だが、中国電力の「電磁波安全論」に納得のいかない参加者たちは、四月十一日に竹屋小学校体育館でもっと多くの住民を対象にした「第一回討論会」を開くことを中電に約束させた。

四月十一日の「第一回討論会」には一三〇名の住民が参加した。討論会の場で中電は「ルーテルビル建設工事は地域の人から事前に承諾を得て開始した」と説明したが、〝事前に説明に入った地

資料6-2　ルーテルビルと小学校の位置

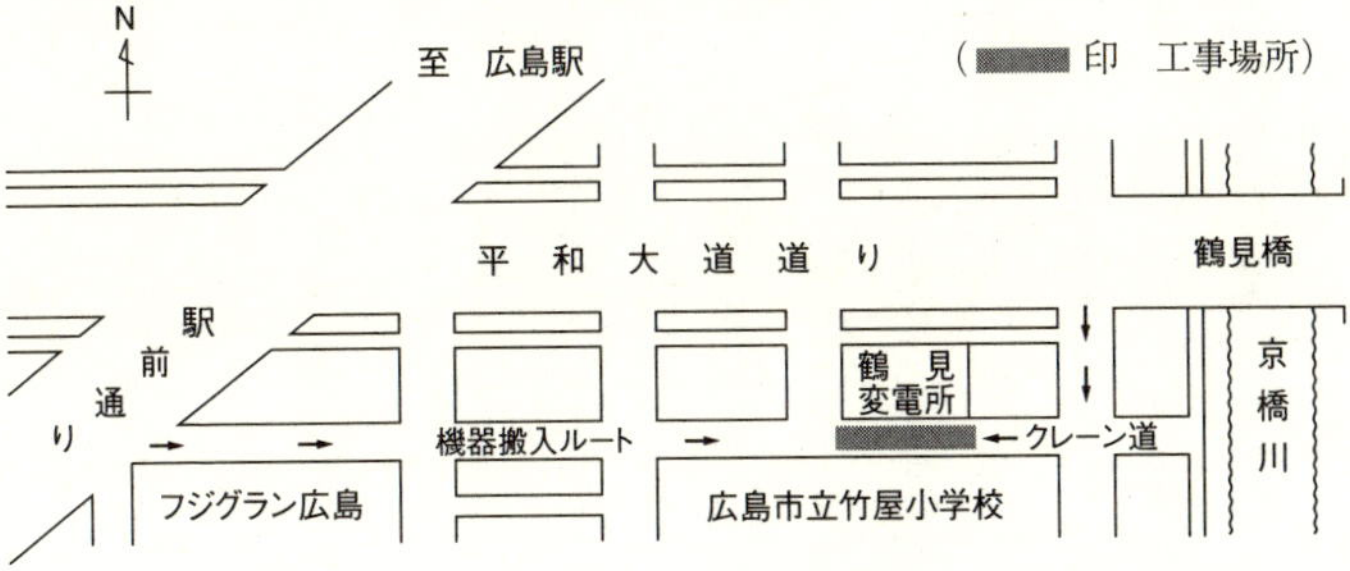

注）「鶴見変電所」がルーテルビルのこと。
（中電が鶴見町内会に回覧したチラシより）

域〃とはビルから半径五〇メートルの範囲でしかなく、それも説明なんてものではなくあいさつ程度でしかなかった。しかも実際にはルーテル教会と施行業者の前田建設だけしかあいさつに回っていない。

変電所建設については「ごあいさつ」というタイトルのついたB4二枚の文の中の「建設用途」の部分で「保育所、教会、事務所、変電所」と付け足しのようにしか書いてなく、あいさつ回りに中電関係者がいないので変電所の部分は見落としてしまうのがふつうだ。

工事に伴う「電波障害」、つまりTVに障害が出たら調査し復旧対策するという箇所もあるが、肝心な「電磁波」のことは全くふれていない。意識して「変電所建設」を知らせないようにしたのは明らかだ。

さらにあいさつに回った時、留守宅の所も多く三一軒が不在だった。

こんなズサンさで「地域の人から事前に承諾を得て（工事を）開始した」と強弁する中電に参加した住民の不信感は募

るばかりだ。

変電所に入ってくる地下一一万ボルトの送電ケーブルは小学校通学路の真下を通る設計になっている。「なんでわざわざ通学路の下を通すのだ」と質問したのに対して「交通量の少ない場所を選んだのと、大型店舗に迷惑をかけない所を選んだ」と中電は答えたので、子供の命よりか大型店、交通量を優先するのか、と反撃された。経済効率を優先させる中電の体質がひんしゅくを買うのも当然だ。

中電・ルーテルと住民側の対立点を整理すると以下だ。

中電見解「変電所から生じる電磁界が人体に悪影響を与えることはないと確認されており、したがって（電磁波）抑制施策は不要と考える」

ルーテル見解「中国電力の見解を認めており、電磁波の影響の心配はない」

住民見解「①電磁波の安全性が確認されていない段階で変電所を学校のそばにつくっていいのか。②周辺住民や子供たちの保護者への説明がなく、一方的に建設を強行することは不当である」

説明会での中電とルーテル教会の不誠実な態度に住民たちは怒りが充満した。住民たちは電磁波問題について学習会をもち「電磁波はまだクロもシロも確定していないが、人体に影響ありとする疫学調査を中心とした研究結果がどんどん出てきていること。少なくとも〝慎重なる回避策〟として子供の被曝は避けるべき、というのが最近の傾向」ということを学んできた。ところが中電もルーテルも「電磁波安全論」一点張りだ。

資料6-3　鶴見変電所（ルーテル地下変電所）の平面図

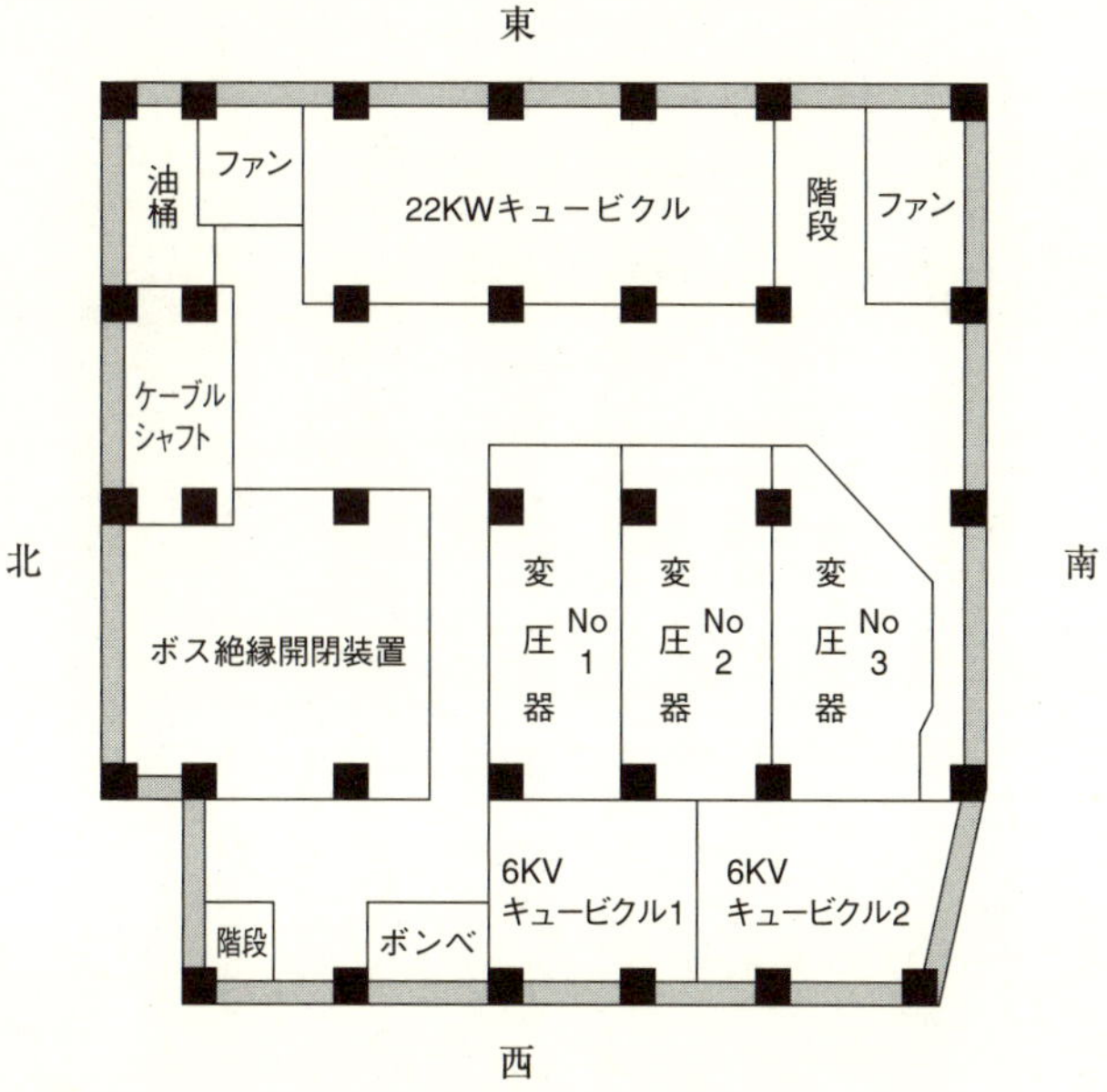

これでは住民が納得できるわけがない。

せめてよりよいシールド対策を

住民たちは「もしも変電所がなかったら」「このような建設工事がなされなかったら」と根底的には思いつつも、自分たちが計画を知った段階ではすでに建設が着手され、しかも急速に工事が目の前ですすむ中で、次善の策として「電磁波のシールド（防御）措置」と「覚書（約束事）の取り交わし」を選択せざるをえなかった。

九五年五月十二日に体育館で第二回討論会が五団体主催で開催され、前回同様、一三〇名以上の住民が参加した。

中電とルーテルは相変わらず頑くなで、住民たちから論破されても「平行線」をとり続けた。急ピッチですすむ「ルーテル平和通りビル」建設の現実を前にして、五団体は以後、電磁波シールド対策について中電・ルーテル教会と四回にわたる話し合いに入る。

「シールド」とは電磁波を反射したり吸収する素材を電磁波発生源（変圧器や発電所や電気器具）の周囲に貼ることで、内部で発生する電磁波を外部に漏らさない、あるいは低減することだ。

実は、ルーテル教会は地下一～二階の変電所の天井部分にシールド材として鉄板を張ることを中電ととり決めていた。「安全だ」といいつつも上階の保育園への影響はこわかったとみえる。よく電力会社は磁場五〇ガウス（五万ミリガウス）や五ガウス（五〇〇〇ミリガウス）までは影響ない、という。その伝でいけばシールドすること自体矛盾する。また当初計画ではルーテル保育園は一階に設ける予定だったが計画を変更し、一階を貸店舗にし、保育園を二階にもっていき、一階ずらした。やはりこわかったのであろう。保育園は防災上、逃げやすいように一階につくるのがふつうだからだ。

住民は「上部へのシールドはしていても、隣接する側、とくに小学校への配慮が全くない」と、地下一～二階の側面にもシールドを施すことを要求した。そして住民独自の学習会で検討した結果、「シールド材としては鉄よりもパーマロイPCがすぐれている」ことを知り、パーマロイPCを使用するよう求めた。

〝パーマロイPC〟は「ニッケル八〇％、鉄一六％、モリブデン二％、銅二％」から成る特殊合金だ。鉄板は一〇〇ミリガウス以上の磁場にはシールド効果があるが、数ミリガウス～数十ミリガウスの磁場には効果がうすい。その点、パーマロイPCは数ミリガウス～数十ミリガウスの磁場のシールドにすぐれている、ことを住民たちは学んだのだ。ただ、パーマロイPCはコストが高いのが難点で、鉄板なら二三〇〇万円であがるが、パーマロイPCだと九〇〇〇万円～一億円かかる。

そこでルーテル教会側はパーマロイPCの受け入れを嫌がった。

ここでまたも住民側を怒らせる背信行為をルーテル教会は行なう。五団体とルーテル側でシールドについて話し合っている最中の九五年九月段階に、ルーテル教会は住民に全く知らせずに壁側面に鉄でシールド工事をしてしまったのだ。

他方でこんなこともあった。中電は当初、地下高圧ケーブルを竹屋小学校の校庭横、つまり児童の通学路の下を通すルートを計画した。これに住民側は批判していたが、中電はこのルートを断念した。「試し掘りしたら障害物があり技術的に困難な部分があると判明」したからだという。ルートは通常、事前調査した上で決める。見えすいた理由だが、住民たちの主張が通ったことはともかくにも朗報である。

「覚書」の締結

こうした紆余曲折を経ながらも、最終的に住民たちは「中電」と「竹屋学区子ども会育成協議会」

との間で「覚書」（一九九六年五月二十四日締結）を、また「日本福音ルーテル教会」および「財団法人ルーテル会」と「五団体」との間で「覚書」（一九九六年十月二十三日締結）を取り交わした。

中電との覚書の内容は「生活環境を保全するため適切な措置を講じる」「子どもの健康に影響が生じた場合は誠意をもって協議し必要な対策を講じる」「変電所の運営状況を年一回以上報告する」といった趣旨で、ルーテル教会とのほうは「今後変電所周辺の所定の場所で測定する電磁界の値を双方が共有する」「将来生じる電磁界問題のあらゆる事態に必要な措置の実行に努力する」旨の確認である。

この覚書に基づいて、中電は年二回、ビル周辺五カ所で電磁波を測定し（資料6—4）、その測定値の確認も含めて年一回、住民たちと話し合う場を設けている。

測定値で過去最大値は磁場一・二ミリガウス（二〇〇一年八月計測）である。この値は他の広島市内の変電所と比べるとかなり低い値である。

理由として考えられるのは次の二点だ。

(1) 鶴見変電所（ルーテル地下変電所）の稼動率が約二〇%と低いこと（他は六〇%ほどの稼動率である）。

(2) シールドの効果。

稼動率が低いのは「不況のため」と中電は説明するが、今後も二〇%前後が数年続くとすれば、やはりこれだけの反対運動を経験した中電がセーブしていると考えられる。もう一点のシールドに

資料6-4　年2回A～Eの5カ所を測定する

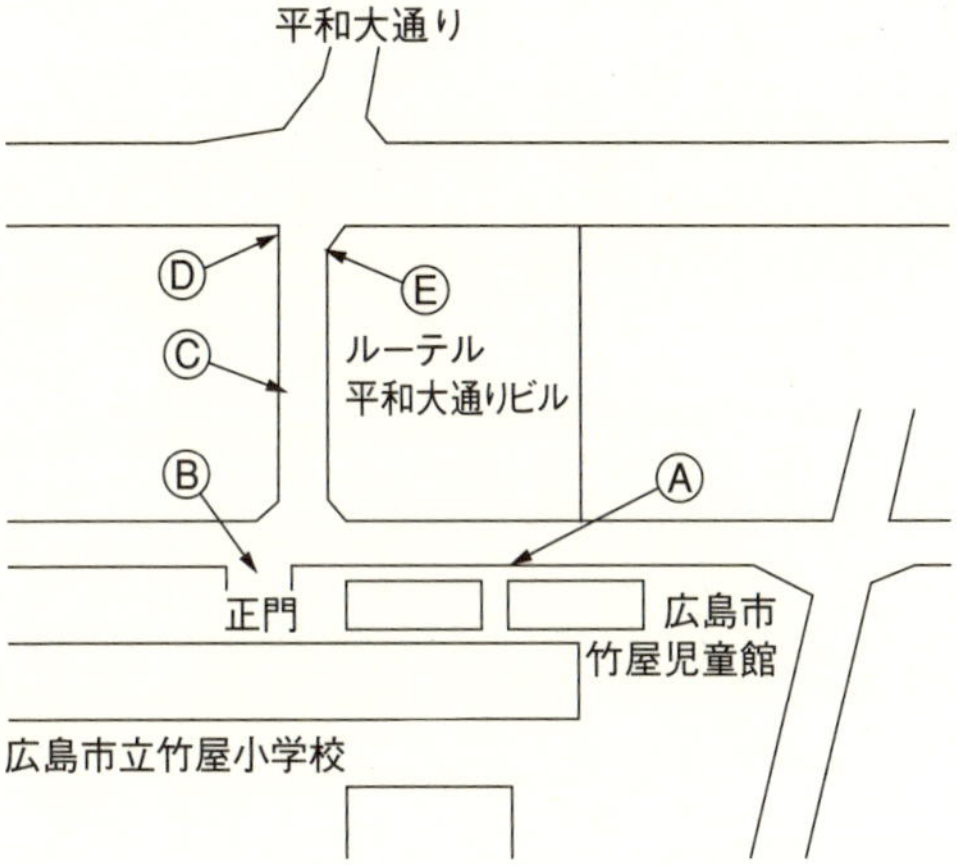

ついては、鉄以外のシールドを独自にした可能性はある。もちろんこれは中電もルーテル教会も否定しているが。それと変電所の変圧器自体に電磁波が漏洩しないなんらかの措置が講じられていることも考えられる。というのは市内の他の変電所では日によってちがうが、多い時は磁場一〇ミリガウス台から二〇ミリガウス台が周辺で測定されるし、最大で五〇ミリガウスの所もあったからだ。

　ルーテル平和大通りビル内は計測させないのでわからないが、一階や二階、三階がどの程度の値なのか中電もルーテル教会も「安全」をいうならば公表すべきであろう。

　WHO（世界保健機関）は磁場三ミリガウスから四ミリガウスで小児白血病リスクが約二倍という線を「ファクトシート」（二〇二頁でふれる）で公表している。それから判断するとこれまでは十分安全性を考慮した値といえよう。今後、稼動率アップ等の可能性もあり油断は禁物だが、ルーテル教会内部の批判とねばり強く監視する住民たちの活動が中国電力とルーテル教会本部にプレッシャーを与えていることは事実であろう。

第7章　極《ご》低《く》周波問題とは何か

ワルトハイマー疫学調査がきっかけ

電磁波のもつ問題点は、電磁干渉（他機器への誤作動）と人体への影響の二つに大別され、人体への影響は「刺激作用」「熱作用」「非熱作用」にさらに分かれる。

電磁干渉は日本の政府も電力会社も携帯会社も電機メーカーもすべて認めるし、人体への影響についても「刺激作用」「熱作用」までは認める。

したがって電磁波問題の争点は「非熱作用はあるのか、ないのか」に絞られていると言っても過言ではない。

電磁波の非熱作用について初めて問題提起したのは、一九七九年三月に『アメリカン疫学ジャーナル』に発表されたナンシー・ワルトハイマーとエド・リーパー両博士による疫学論文だ。二人の共同論文だが、主として書いたのがナンシー・ワルトハイマーなので「ワルトハイマー論文」といわれる。『アメリカン疫学ジャーナル』はボルチモアにあるジョーンズ・ホプキンス大学公衆衛生

資料7-1　配電線の形状と小児がん

（ワルトハイマー論文）

小児がん	HCC 症例	HCC 対照	LCC 症例	LCC 対照	発生率（倍率）
全がん	129人	74人	199人	257人	2.25
白血病	63	29	92	126	2.98
脳腫瘍	30	17	36	49	2.40

HCC：大電流配電線コード
LCC：低電流配電線コード

学部が発行している世界の主要疫学誌の一つである。

タイトルは「配電線の形状と小児がん」。ワルトハイマーはコロラド州デンバーで、一九五三年から七三年の間にがんで死んだ子供たち三四四人と、がんで死んだ子供たちと誕生日が近い同数の三四四人を比較対照とした疫学調査を行なった。その結果は小児白血病発症率が二・九八倍と出た（資料7―1）。

同時期の七九年三月に「スリーマイル島原発事故（TMI事故）」が起こったため、世界の関心はそちらに向かったが、ワルトハイマー論文の影響は少なくなかった。なにしろ「もしかしたら電気は危い」という内容だからだ。

ワルトハイマー論文が出る前に、ニューヨーク州で大規模な送電線建設反対運動が起こっていた。七三年にニューヨーク州の原発建設計画が住民の反対で中止となったため、ニューヨーク州電力庁と電力会社は水力発電の豊富なカナダから七六万五〇〇〇ボルトの超高圧送電線を一〇本も引くという大建設計画を建てた。これに対して周辺住民は大規模な反対運動をくり広げた。

この超高圧送電線計画の認可権は「ニューヨーク州公共サービス委員会」（PSC）にあった。そこでPSCは公聴会を何度か開き、最終的に「電磁波の影響調査研究を実施し、その費用は電力会社の負担とする」裁定が七七年三月に下った。これに電力会社は反発し裁判までもつれこんだが、結局は裁定と同じ条件で和解となった。こうした時期にワルトハイマー論文が出たのである。

ニューヨーク州に超高圧送電線を一〇本敷くかどうかを決めるため一九八一年から五カ年計画で「ニューヨーク州送電線研究プロジェクト」が発足した。プロジェクト基金は五〇〇万ドルを超えており、七つの分野にわたって一六のテーマの研究がなされることになった。その中で最も注目されたのがノースカロライナ大学のデイビッド・サビッツ教授らの「極低周波被曝と小児がん」の疫学研究だ。ワルトハイマー論文と同じコロラド州デンバーで行なうというサビッツの疫学調査は明らかにワルトハイマー論文を意識したものだった。サビッツは小児がんになった二五二人（ケース）と対照群（コントロール）二二二人を、交絡因子（バイアス因子＝他に関係すると思われる要因）を極力排除して調査した。サビッツの調査はワルトハイマーのオリジナル研究に比べていっそう説得力をもつ調査だった。一九八七年に発表された結果は「二・五ミリガウス以上で小児白血病リスク約二・〇倍」であった。サビッツ博士が著名な研究者であったため、この研究報告はワルトハイマー論文の正しさを追認する形となった。

そしてカロリンスカ報告

ニューヨーク州送電線プロジェクトの科学諮問委員として世界的に著名なスウェーデンのアンダ

ース・アールボム博士が招待されていたが、アールボムはサビッツ疫学調査の研究担当者として従事していた。

サビッツの疫学研究が出るやいなや、アールボムは母国スウェーデンに戻り、国立カロリンスカ研究所でマリア・フェイチング（発音はファイヒティング）博士と共に大規模な疫学調査にのり出す。カロリンスカ研究所はノーベル賞生理医学賞の選考機関として世界的に有名な研究所である。

カロリンスカ研究所の調査は、二二万ボルトと四〇万ボルトの高圧線について一九六〇年から八五年まで二六年間の患者と、送電線直下の三〇〇メートル（右一五〇メートル、左一五〇メートル）以内に少なくとも一年以上住むすべての子供を対象に病歴を洗った。大人は白血病と脳腫瘍、子供はすべてのがんを調べた。総勢じつに四三万六五〇三人という大規模な疫学調査だ。

結果は一九九二年に発表され、一ミリガウス未満を一として、二ミリガウス以上で小児白血病リスクが二・七倍、三ミリガウス以上で三・八倍と出た（資料7—2）。

翌年九三年にはデンマーク（オルセンら）とフィンランド（ベルカサロら）でも疫学調査報告が出た。この二つとカロリンスカ研究所のものも含めて「ノルディック報告」として「二ミリガウス以上で小児白血病二・一倍」が発表されたことで「疫学調査では電磁波と小児白血病は相関あり」という認識が広まった。

ちなみに二ミリガウスとは家庭の蛍光灯から数十センチで計測される微弱な量だけに世界に与えた衝撃は大きかった。

資料7-2　カロリンスカ研究所の疫学調査結果の図解

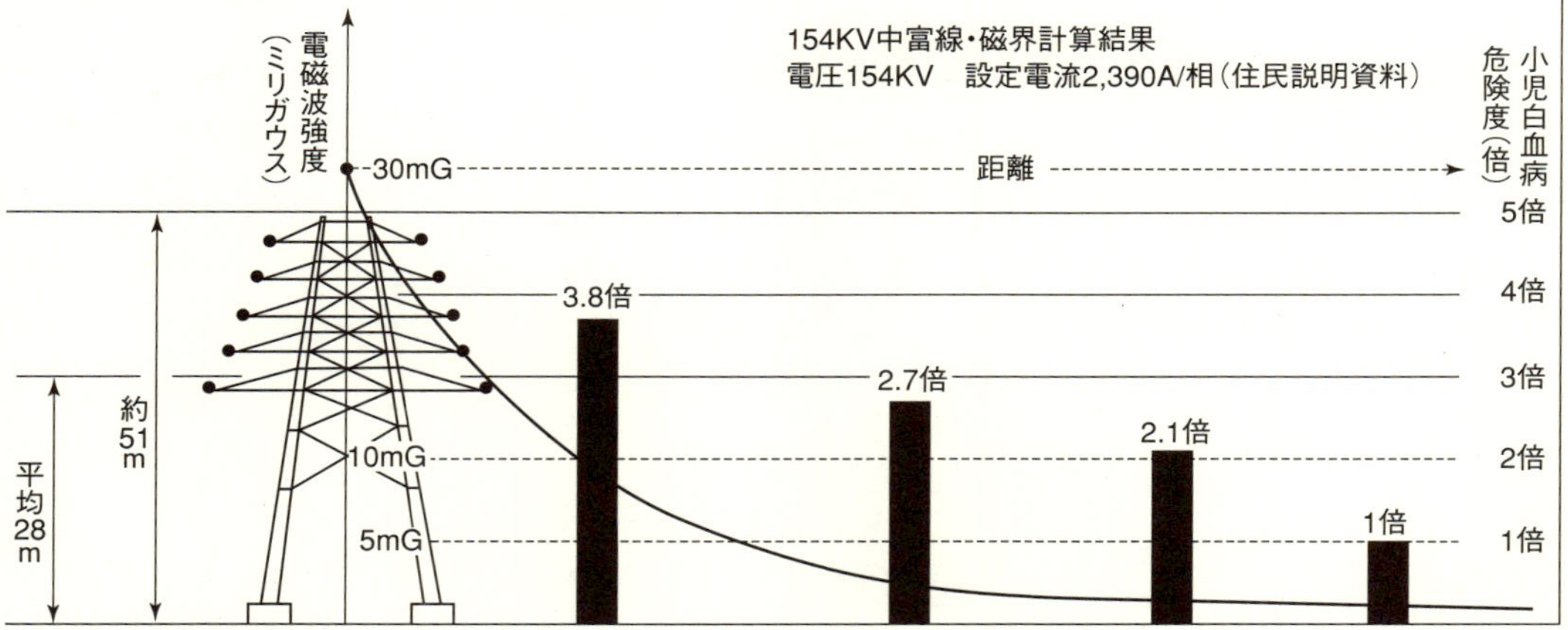

真下からの距離	0m	20m	40m	60m	80m	100m	120m	140m
（電磁波強度：単位mG）	29.6	16.3	6.1	2.8	1.6	1.1	1.0	0.7
被ばく電磁波（mG）			3.0以上	2.5以上 2.0以上	1.0〜1.9		0〜0.9	
白　血　病			3.8	3.3　2.7	2.1		1.0	
脳　腫　瘍			1.0	0.7			1.0	
全　ガ　ン			1.3	1.1			1.0	

出所）カロリンスカ報告の小児ガン増加率と電磁波強度（1992年：フェイチング博士・アルボム博士）東京電力資料より

カロリンスカ研究所報告やノルディック報告が出たあとのスウェーデン政府の対応は早かった。一九九三年には対策がとられ始めたが、政策としては一九九五年十月にいわゆる「慎重なる回避」政策（Prudent Avoidance Policy）が発表された。

「慎重なる回避」政策とは、疫学調査はメカニズムまで解明するものではないし、リスクの高かったのが小児白血病であることから、法規制でなく政策として「子供のいる学校、住宅、病院、幼稚園、遊び場等」の近くに送電線を建てないし、撤去するというものだ。ただし、住宅の数が極端に少ない地域では移転保障して住宅を移すことも政策の範囲とした。

米ラピッド計画

米国でも八〇年代から九〇年代にかけて家庭電器製品や送電線に使われる極低周波電磁波への住民の不安が高まっていた。

とくに全米に衝撃をもたらしたのは『ニューヨーカー』一九九〇年七月九日号に掲載された数十ページに及ぶ記事だ。ポール・ブローダー記者の「メドウ通りの惨事」と題された記事は、ブローダーがアスベスト（石綿）の発がん性問題を告発した著名な記者だっただけに、なおさら注目を浴びた。

内容は、米国東部コネティカット州ギルフォード市郊外のほんの二二〇メートルほどのメドウ通りで起こった不幸なでき事（Calamity）の記事だ。変電所と送電線に囲まれたこの通りで二〇年ほどの間に、たった九軒しかないのに八人が脳腫瘍やがんや足の腫瘍に罹り死者まで出た。それ以外のほとんどの住人も頭痛に悩まされていた、という内容だ。

米海軍が原子力潜水艦と七六ヘルツという極低周波で交信するため、ウィスコンシン州とミシガン州にまたがる二万二五〇〇平方マイルの巨大な地下ケーブルアンテナ基地を建設しようという「サンギン計画」への住民反対運動（七〇年代）。モスクワにある米大使館にソ連側が二六年間、高周波電磁波を照射し続け大使館員に不定愁訴やリンパ腺がん等の健康障害が出た「モスクワ・シグナル事件」（七六年発覚）。カナダからニューヨークまで約七六万ボルトの超高圧送電線一〇本を敷設しようとして住民が反対した「ニューヨーク州高圧送電線計画」（七〇年代）。ニューヨーク・タイムズなどオフィスのＶＤＴ労働（パソコン・ワープロのこと、ＶＤＴについては一七〇頁参照）に従事していた人の間に白内障や流産、異常分娩等が多発した「ＶＤＴ健康障害」（七〇年代〜八〇年代）。

このように電磁波問題に関わるニュースが日本と比較にならない位報じられてきた米国だが、『ニューヨーカー』の記事は米国民の電磁波への不安に火をつけ、州やそれより小さい単位の自治体で送電線からの磁場規制を始めようとする動きが次々と出てきた。例えば、カリフォルニア州アーバイン市は九一年から「磁場四ミリガウス以上の所は住宅を建てない」規制を始めた。

こうした米国内の自治体の動きの活発化で政府や議会もなんらかの対応を迫られ、一九九二年にジョージ・Ｈ・Ｗ・ブッシュ共和党大統領が反対運動の冷却をはかる目的もあり、エネルギー法を成立させ、極低周波の人体への影響を調査する計画をすすめることにした。それがラピッド計画だ。

ラピッド計画（EMF・RAPIDプログラム）のラピッドとは「電磁波の調査（R）・と（A）・公開（P）・情報（I）・普及（D）」（Research And Public Information Dissemination）の頭文字と「早い（Rapid）」を兼ねたネーミングで、当初五カ年で総額六〇〇〇万ドルの予算でスタートした。七〇年代からくすぶってきた米国内の送電線、配電線などから出る電磁波の人体への影響はあるのかないのか決着をつけたい、ということが大きな動機だった。

その後、民主党クリントン大統領が登場し、計画は練り直しされ、最終的には二年遅れの一九九四年にスタートした。当初、担当官庁はEPA（環境保護庁）であったが、これには産業界を中心に反対が強く、結局エネルギー省（DOE）やNIEHS（国立環境衛生科学研究所）が中心になってEPA・国防省・運輸相などの省庁が協力連携し、IAC（関係省庁間調整委員会）が最終的に議会に報告することで落着した。そのため複雑な構造になり圧力活動としてのロビー活動も複雑化したといわれる。

ラピッド計画は国内だけでなく、研究は二七カ国で行なわれ、プロジェクトも七四もある膨大なものだ。その中で特筆すべきなのは九八年六月のNIEHS（国立環境衛生科学研究所）報告書と九九年六月の同最終報告書である。

九八年六月のNIEHS報告書は極低周波電磁波（ELF―EMF）の発がんリスクをきめたことで注目された。NIEHSの発がんリスクのための諮問委員会は二八人のメンバーで構成されてい

資料7-3　IARCの発ガン分類法

	カテゴリー	対象物質
1	発がん性あり	アスベスト・ベンゼン・ダイオキシン・塩ビ C型肝炎ウイルス・ラドンなど87
2A	おそらく発がん性あり（probable）	PCB・ベンゾピレン・紫外線・ホルムアルデヒドなど63
2B	発がん性の可能性あり（possible）	クロロフォルム・鉛・EMF（電磁場）・DDT・PBB・4塩化炭素など231
3	分類できない	炭素・水銀・キシレン・パラフィン・蛍光・サッカリンなど483
4	非発がんの可能性	カプロラクタム（ナイロンの原料）唯一

るが、WHO（世界保健機関）のがん専門機関（IARC）の発がん分類表（資料7—3）を基に投票でランクを決めた。結果は「2B（ヒトに対して発がん性の可能性あり）が一九人」「3（分類できない）が八人」「4（おそらく発がん性はないだろう）が一人」となり、多数決で電磁波を「2B（可能性あり＝possible）」に分類した。

ちなみに「2A（ヒトに対しておそらく発がん性あり＝probable）」は発がん可能性七〇％で、「2B」は発がん可能性三〇％を意味する。

その一年後の九九年六月十五日にNIEHSが最終報告書を出した。これがラピッド計画の一連の報告書の中の最終報告書にあたる。

最終報告書の結論の一部を紹介しよう。

「NIEHSは、曝露が小児白血病を誘起するかもしれないという弱い科学的証拠に基づき、ELF—EMF（筆者注＝極低周波電磁場）曝露が完全に安全であると認めることはできないと結論づける」

つまりNIEHSは電磁波と小児白血病の関係は弱いがある。だから電磁波は安全だといえない、と結論づけたのだ。

あとはNIEHS以外の分野の研究報告をIAC（関係省庁間調整委員会）が米議会提出用の最終報告書にまとめ提出するだけなのだが、すでに三年以上経過しているが事態は動いていない（IACの四ページの最終報告書は二〇〇〇年十一月に提出されたが握りつぶされたままだ）。産業界の激しい妨害のロビー活動と環境問題を軽視するブッシュ共和党大統領（息子の方）の下で、IAC報告書はお蔵入りするのではないか、とみられている。

IARCが全会一致で「2B」決める

二〇〇一年六月二十七日、WHO（世界保健機関）の正式下部機関であるIARC（国際がん研究機関）が画期的な発表を行なった。

フランス・リヨンに本部のあるIARCは、一〇カ国、二一名の専門家からなる発がんリスク評価のためのワーキンググループを設置し検討させていたが、六月二十七日に全会一致で「極低周波磁場は2B（ヒトに対して発がんの可能性あり）」に分類したと発表した。

資料7―4が評価メンバーだ。日本からも宮腰順二京大助教授が入っているが、なかには産業界寄りの人物も入った上での全会一致である。「電磁波は一〇〇％安全」論はもはや崩れたといって

資料7-4　全員一致で「2B」としたIARC評価メンバー

（評価メンバー・21名）

1	ラリー・アンダーソン（Larry Anderson）	米国・バッテル太平洋北西国立研究所
2	ウィリアム・ベイリー（William Bailey）	米国・ニューヨーク市代表
3	カール・ブラックマン（Carl Blackman）	米国・EPA（環境保護庁）
4	ニック・デイ（Nick Day）	英国ケンブリッジ大学
5	ヴィンセント・デルピッツォ（Vincennt Delpizzo）	米国・カリフォルニアEPA計画
6	パスカル・ゲネル（Pascal Guenel）	仏・国立病院
7	エリザベス・ハッチ（Elizabeth Hatch）	米国・ボストン大学
8	ユッカ・ユーテライネン（Jukka Juutilainenn）	フィンランド・クオピオ大学
9	リーカ・カイフェッツ（Leeka Kheifets）	米国・EPRI（電力研究所）
10	アブラハム・リボフ（Abraham Liboff）	米国・オークランド大学
11	デイビット・マコーミック（David McCormick）	米国・IIT調査研究所
12	マイケ・メヴィッセン（Meike Mevissen）	スイス・ベルン大学
13	クジェル・ハンソン・ミルド（Kjell Hansson Mild）	スウェーデン・ウメオ大学
14	宮腰順二	日本・京都大学
15	ヨルゲン・オルセン（Yorgen Olsen）	デンマーク・デンマークがん学会
16	クリトファー・ポーティエ（Christopher Portier）	米国・EHIES（国立環境健康科学研究所）
17	リチャード・ソーンダーズ（Richard Saunders）	英国・国立放射線防護局（NRPB）
18	ジョアシム・シューツ（Joachim Schuz）	ドイツ・マインツ大学
19	ヤン・ストールイック（Yan Stolwijk）	米国・エール大学
20	マリア・スタッチリー（Maria Stuchly）	カナダ・ヴィクトリア大学
21	ベルナルド・ヴェイレ（Bernaed Veyret）	仏・ボルドー大学

（他に票決権ないオブザーバーが3人参加）

いい。

ＩＡＲＣが「２Ｂ」と分類した最大の原因は、二〇〇一年三月に出された「英国放射線防護局専門家諮問小委員会（ＡＧＮＩＲ）」の報告書で「平均四ミリガウスつまり〇・四マイクロテスラ以上の被曝で一五歳以下の小児白血病リスク二倍」と発表したことにある。この小委員会は座長のリチャード・ドールの名をとって「ドール委員会」といわれる。

英国放射線防護局（NRPB）は政府に勧告する権限を有する機関であり、リチャード・ドールは「タバコと肺がん」の関係をつきとめた中心人物で疫学では世界でよく知られた人だ。ドールが座長をつとめるドール委員会（AGNIR）が「四ミリガウス（mG）で小児白血病二倍」とした影響は極めて大きかった。

二〇〇一年五月のオランダ保健審議会も同じような内容の報告を出し「三〜四ミリガウスで小児白血病二倍」は定着してきた。こうした背景でIARCの「2B」分類は出たのである。

二〇〇一年十月にはWHO（世界保健機関）が「ファクトシート N―二六三」を発表した。ファクトシートとは背景事情を説明した事実文書のことだ。

そこでは以下のように予防方策を紹介している。

「（政府と産業界に対し）政府や産業界は最新の科学的新事実（展開）を認識すべきだし、電磁場リスクの可能性に関する偏りがなく、わかりやすく、かつ総合的な情報を一般の人々に提供すべきである。また曝露低減のための安全で低コストな方法も、一般の人々に提供すべきである。さらに政府や産業界は、健康リスク評価をできるためのよりよい情報を引き出すための研究を推進すべきである。

（個人に対し）一般の人々は、個々人、特定の電気器具の使用を最小限にとどめるとか、比較的高い電磁場を出す発生源から距離を離すことで、曝露低減のための選択をすることもできる」

そして送電線の新設には「景観」や「住民感情に配慮」して自治体や住民と協議するよう書いている（全文は資料編に掲載）。

ＷＨＯのファクトシートは「すべきである（should）」といった勧告調で書かれているが強制力はない。そのことをもって日本政府や電力会社は無視しているが、予防方策を検討すべき段階にきていることを日本の政府と電力会社は認識すべきだ。

ついに日本でも四㎎で二倍と出た

二〇〇二年八月二十四日付の『朝日新聞』は一面トップ十一段抜きで「電磁波、健康に影響　超低周波、全国疫学調査で確認、小児白血病磁界強いと発症率倍増」と報じた（資料7—5）。

科学技術庁（現文科省）は一九九九年度から三年計画で電磁波と小児白血病の関係を調べる国内初の全国規模疫学調査を実施した。だが二〇〇一年度に終了したのにその調査結果を政府がなかなか発表しないので、『朝日新聞』がスクープしたものだ。あわてて他新聞もすぐに報じたが、内容は一五歳未満の健康な子供約七〇〇人と白血病患者約三五〇人の子供部屋を一週間測定し、さらに家電使用状況、送電線との距離などを調べて統計処理したところ「〇・四マイクロテスラ（四ミリガウス）以上で小児白血病発症リスクが二倍」となり、ドール委員会報告と一致するものだった。

ちなみにその中で「日常生活での被曝量は平均〇・一マイクロテスラ（一ミリガウス）」とあり、

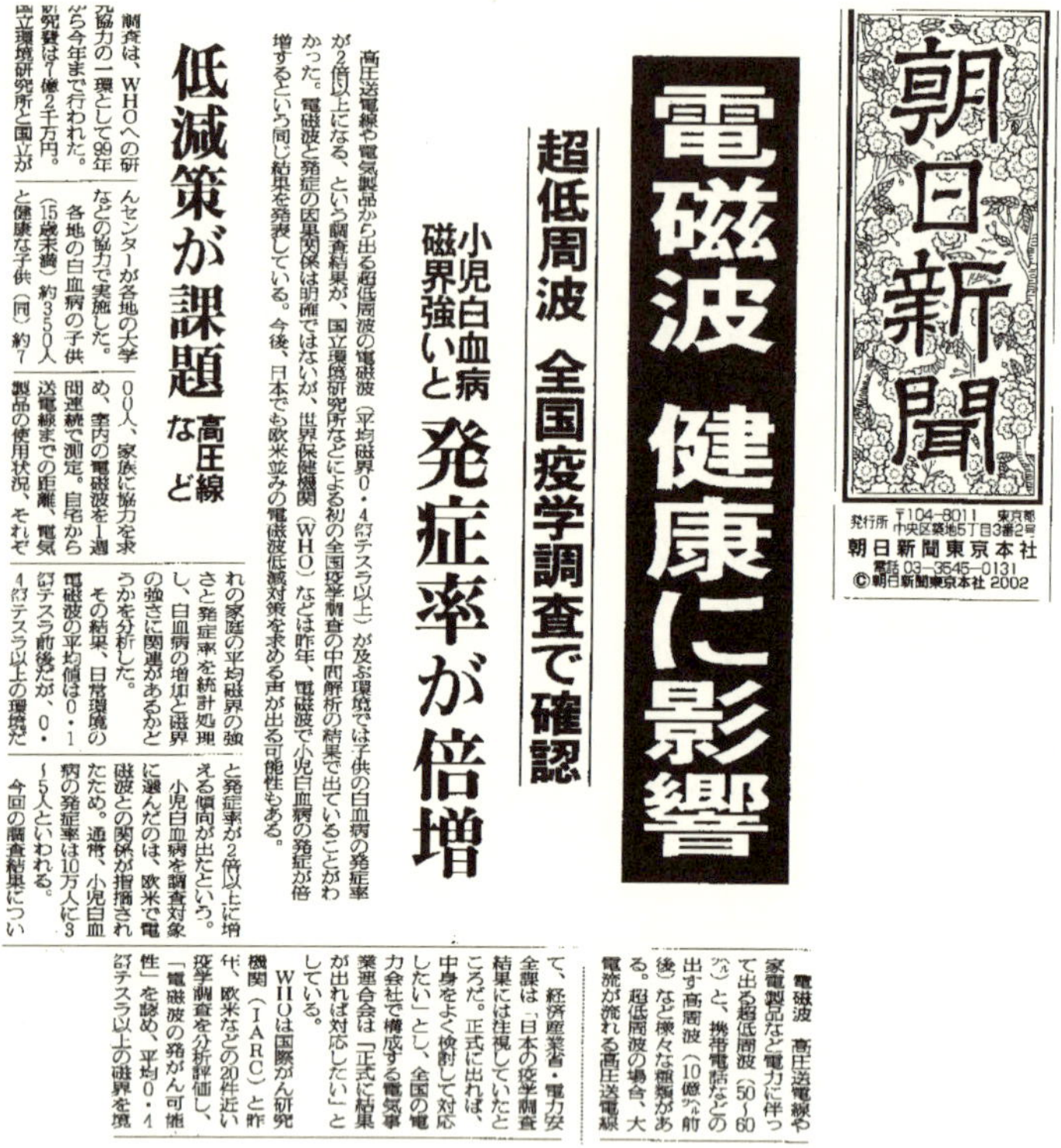

朝日新聞

発行所 〒104-8011 東京都中央区築地5丁目3番2号 朝日新聞東京本社 電話03-3545-0131 ©朝日新聞東京本社 2002

電磁波 健康に影響

超低周波 全国疫学調査で確認

小児白血病 磁界強いと 発症率が倍増

高圧送電線や電気製品から出る超低周波の電磁波（平均磁界0・4マイクロテスラ以上）が及ぶ環境では子供の白血病の発症率が2倍以上になる、という調査結果が、国立環境研究所などによる初の全国疫学調査の中間解析の結果で出ていることがわかった。電磁波と発症の因果関係は明確ではないが、世界保健機関（WHO）などは昨年、電磁波で小児白血病の発症が倍増するという同じ結果を発表している。今後、日本でも欧米並みの電磁波低減対策を求める声が出る可能性もある。

低減策が課題 高圧線など

調査は、WHOへの研究協力の一環として99年から今年まで行われた。研究費は7億2千万円。国立環境研究所と国立がんセンターが各地の大学などの協力で実施した。

各地の白血病の子供（15歳未満）約350人と健康な子供（同）約700人、家族に協力を求め、室内の電磁波を1週間連続で測定。自宅から送電線までの距離、電気製品の使用状況、それぞれの家庭の平均磁界の強さと発症率を統計処理し、白血病の増加と磁界の強さに関連があるかどうかを分析した。

その結果、日常環境の電磁波の平均値は0・1マイクロテスラ前後だが、0・4マイクロテスラ以上の環境だと発症率が2倍以上に増える傾向が出たという。

小児白血病を調査対象に選んだのは、欧米で電磁波との関係が指摘されたため。通常、小児白血病の発症率は10万人に3～5人といわれる。

今回の調査結果について、経済産業省・電力安全課は「日本の疫学調査結果には注視していたところだ。正式に出れば、中身をよく検討して対応したい」とし、全国の電力会社で構成する電気事業連合会は「正式に結果が出れば対応したい」としている。

WHOは国際がん研究機関（IARC）と昨年、欧米などの20件近い疫学調査を分析評価し、「電磁波の発がん可能性」を認め、平均0・4マイクロテスラ以上の磁界を境

電磁波　高圧送電線や家電製品など電力に伴って出る超低周波（50～60ヘルツ）と、携帯電話などの出す高周波（10億ヘルツ前後）など様々な種類がある。超低周波の場合、大電流が流れる高圧送電線

資料7-5　電磁波の危険性報道をする朝日新聞記事（2002年8月24日付）

日本が欧米に比べ電磁波が高いこともわかった。

二〇〇二年中には正式発表されるであろうが、ついに日本でも「電磁波健康に影響あり」を疫学調査で認めざるをえない状況になったのである。

第4部　電磁波過敏症

第8章　電磁波過敏症に罹って

——突然の発症に耐えながら——

長男にふりかかった災難

二〇〇二年二月、「北海道電磁波問題を考える会」がささやかに結成された。電磁波過敏症の患者たちが中心になってつくられた会だ。

代表の黒嶋恵は北海道江別市在住の主婦である。江別市は札幌市の隣町で、彼女の家は札幌駅からJRで二〇分程の大麻駅の近くにある。札幌に通うには便利で、それでいて緑の多い閑静な住宅地域である。首都圏の〝ウサギ小屋〟のような家が軒をつらねる風景を見慣れている者にはうらやましい住環境だ。

庭もありのどかに見える黒嶋の家だが、彼女にとって決して安住の家ではない。居間の大きな窓から携帯電話中継塔のアンテナがはっきり見える。距離は数百メートル程あるが、携帯鉄塔は黒嶋の家をにらむように建っていて、そこから発射される電磁波が彼女に注がれるため安穏としていられないのである。

重度の化学物質過敏症（CS＝Chemical Sensitivity）の人は同時に、電磁波過敏症（ES＝Electrical Sensitivity）であるケースが多い。黒嶋もそうだ。

彼女が化学物質過敏症と気づいたのは、長男が化学物質過敏症にかかったためだ。長男は現在高校生だが、小さい頃から喘息でペンキ塗料や車のディーゼル排ガスなどが原因物質で喘息症状が出るため、学校の担任の先生にも有機溶剤には触れないよう頼んでいた。

長男は食物アレルギーもあるため化学調味料を使う学校給食は合わないので、わざわざ給食のない小学校を選択して通わせていた。自然食品で手づくり弁当をもたせて通わせるほうが安心だからだ。

そこまで気を使っていた長男に激しい症状が出たのは中学二年の時だ。一年の時の担任はベテランで配慮よく対応したので無事だったが、中二の担任は新卒二年目で経験が浅かった。

朝のホームルームの時間に机の上に油性マジックで落書きがしてあったのを担任が見つけた。試験も近かったのでカンニング防止のために担任は不用意にシンナーで消そうとした。有機溶剤はダメと担任に伝えてあったが〝シンナーぐらい〟という軽い気持だったのだろう。「僕はシンナー、ダメ」と長男が訴えた時にはすでにシンナーはまかれてしまった。長男は三九度の高熱が三日間も続くほど苦しんだ。

だが、悲劇は一〇日後にまた起きた。教室の窓の外側部分のさん（サッシ）にやはり油性のマジックでいたずら書きがあるのを上階の先生がみつけ忠告してきた。そこでくだんの担任はまたもシンナーを使った。一〇日前の件があったが「窓の外側だからシンナーを使ってもいいだろう」という安易な判断だった。だが有機溶剤は揮発する。一〇日前のシンナー禍で一挙に化学物質過敏症になった長男の身体は、極微弱な量でも反応するようになっていた。木曜の放課後にそのことが行なわれたことがわかり、長男を金・土・日と休ませ、月曜日に登校させた。その間、学校に教室の換気を十分するよう要請し、学校も二度も生徒が倒れたので換気を注意して行なった。

一度曝露した体は極微量でも反応するようになっていたため、換気後の教室にわずかに残っていた量で長男はダメージを受けヘロヘロの状態で帰宅した。

三九度台の高熱と三五度台の低温が交互に出る症状が襲った。自律神経がメチャメチャにされたためだ。熱の変動が収まったあとも倦怠感が続き、結局、長男は一〇日間寝こんだ。

子供を救うため必死だった黒嶋は、北里大学の石川哲教授の化学物質過敏症の本を読んでいたので、長男が「シックスクール」の被害にあったことを確信した。以後、黒嶋は「子どもの健康と環境を守る会」の代表として、わが子の健康を守るためシックスクールと本気で闘うようになる。いま長男は高三なので四年前の一九九八年夏のことであった。

CSからESに

長男が化学物質過敏症になったことで、黒嶋は「じつは自分もそうなんだ」とわかった。

彼女も一〇代の頃から薬が合わず服用できなかった。例えばかぜ薬をのむと眠くなるどころかラリッてしまうのだ。ラリるとは、人の声は聞こえるが身体が起こせず雲の上にいるような状態になってしまうことだ。

また人込みにいるといわゆる〝人酔い〟状態になった。香水をつけた人、タバコの臭い、などで頭痛がするのだ。それが化学物質によるものだとは全く知らなかったし、当時、「化学物質過敏症」なんて言葉も知識も世間になかった。

黒嶋の家族構成は財団法人に勤める夫と高三の長男、それに中二の長女の四人だ。長男は一九八五年に生まれたが、生まれながらにしてアレルギーそのもののような子どもで高分子ポリマーの紙おむつにもかぶれる体質だった。食物アレルギーも強くなにが食べられ、なにが食べられないか、黒嶋も母として必死に選択し、食事を作ってきた。普通のお米はダメだが有機無農薬米なら大丈夫とか、養殖のホタテはダメだけれど天然のホタテなら大丈夫、といった具合だ。だから化学物質のまじる給食は長男には向かないことはわかっていた。そのため一九八八年に現在の自宅を購入し住んでいたが、九一年に長男が小学校に入学するのを機会に江別市の隣町の当別町に転居し、江別の家は人に貸した。その周辺で学校給食のなかったのは当別町だけだったからだ。

七年前の一九九五年に娘が小学校に入学する時期になったが、当別町の小学校でも学校給食が開始されるようになり、当別に住むメリットがなくなったので一家は江別の家に戻った。

黒嶋が電磁波過敏の傾向があることを知るようになったのは、化学物質過敏症同様、子供がきっかけだった。

当別町に一時借家住まいだった頃、夫のパソコンは居間の子供部屋に面した壁側に置かれていた。夫は子供が寝てからパソコンを立ち上げるのだが、その時きまって息子がコンコンと咳こみ、喘息症状を起こした。はじめはよくわからなかったし、電磁波の知識などまるでなかった。だが偶然にしては毎度なので「おかしい」と気づき、パソコンの配置を子供部屋に面した壁の位置から別の位置にかえた。そうしたら息子の喘息症状はピタリと止んだ。

今思えばパソコンは裏側の方がより電磁波が出るし、極低周波磁場は壁を貫き抜けるからそのせいだったがその時は理由はわからなかった。

また、スーパーの電化製品コーナーに行くと息子は喘息症状を起こし、甚だしい時は意識を失うこともあった。「なにか電化製品が悪さをしているのではないか」と夫と考え始めたのは十一年前の一九九一年の頃である。

黒嶋自身は車を運転するといつも頭痛と腰痛が出たし、長時間運転する時、「心臓がでんぐり返しするような」不整脈状態になることもあった。行きつけの自然食品の店で電磁波の情報を教えてもらうようになり、その店で電磁波防護グッズを売っていたので、「予防のために買っておくか」位の軽い気持で防護グッズを購入し電化製品に付けたり、身にも付けてみた。小さなプレート状の「有害電磁波中和製品」なるものを身につけたり、車に置いて車を運転すると頭痛や腰痛が出なくなったが、相変らず自分と電磁波の関係を深刻には考えなかった。

二年前、つまり二〇〇〇年に「化学物質問題市民研究会」（東京のNGO団体）の学習会講師として黒嶋はシックスクールの話をする機会があった。東京で開催されたその学習会で左でマイクを持ち一時間半ほど話をしていた時、突然握っていたマイクに黒嶋は反応し、しゃべれなくなってしまった。そんなことは初めてだった。そこでマイクを右手に持ちかえ、少しマイクから顔を離して大きめに話をしたら落ちついた。「ああ私は電磁波に反応する人だ」とその時自覚した。

そして劇的に過敏症が出た

電磁波過敏症の症状が劇的なまでに黒嶋を襲ったのは二〇〇二年一月のことである。それには伏線がある。その前年、二〇〇一年十月に、ある学校に行ってひどい化学物質過敏症の症状に陥った。

その学校はみんなが「くさい、くさい」と言うのだが、原因は誰もわからなかった。そこで原因を調べるため見学会が計画された。「化学物質を体内にとりこむのは嫌だな」と思いつつも原因調査のため黒嶋も見学会に参加した。

案の定、その学校は水回り部分の接着剤が悪質なものを使っており、かつ材質も塩ビ（塩化ビニール）製でひどかった。原因が判明したのは成果だが、その見学会を境に黒嶋は外出した翌日はダウンするようになってしまった。化学物質を体内に大量に摂取したためと思われる。

こうした伏線があって、年が明けた二〇〇二年一月二十二日、江別市に大雨が降った。冬の北海道で大雨は珍しい。積雪の上に大雨が降ったので路面はシャーベット状にグシャグシャになった。そのため翌日早朝から除雪車が二台、自宅前の公道に出動した。

ふつう除雪車は出動しても一台、それも一回家の前を通る位で済むのに、その日は路面がグシャグシャで最悪だったため、二台の除雪車が十数回も家の前を行き来した。

そのうち黒嶋は気分が悪くなり、心臓もおかしくなり、頭もガンガン痛くなってきた。知人の電磁波過敏症の人から除雪車は危険、と聞いていたが、「ヤラれた」と思ったがすでに遅くその日から二日間、熱とムクミが出て寝込んでしまった。

三日目に少し熱が下がったので娘の通う中学校の給食時間に手製の自然食弁当を届けようと自分で車で出かけた。黒嶋が寝込んだ二日間は仕事をもつ夫が弁当を届けてくれていたので、少しでも自分の体調が回復したら夫に負担をかけまいとがんばったのだ。

自宅から中学校まで車でわずかの時間しかかからない。だがそのわずかな途中に携帯電話中継基地局が何本かある。その基地局から発射されたマイクロ波があたかもねらっていたかのように軒並み〝バーン、バーン、バーン〟と黒嶋の身体を衝撃をもって襲った。その衝撃は「吊鐘の中に頭を突込んでいて外から吊鐘を思いっきりたたかれた」ほどの激しさだったという。

以来、ずーっと熱は下がらず、ムクんだままの状態が長く続いた。それだけではない。家に戻ると、コンセントにつながっていたすべての電気器具に黒嶋の身体が反応した。パソコン、電子レンジ、石油ファンヒーター（ファンの部分は電気で動く）、テレビ、ビデオ、ステレオコンポ、冷蔵庫、洗濯機、とすべてだ。およそ台所にはいられない。台所は電化製品のオンパレードだ。蛍光灯も点けたらガーンとなり耐えられなかった。

電磁波だけではない。低周波音にも過敏に反応してしまう。近場に除雪車はおらず、夫も音は聞こえない、というのだが黒嶋には常人には聞こえない遠くのかすかな除雪車の音もわかってしまう。

対策を立てねば生きられない

このままでは耐えがたいので必死で対策を考えた。まず蛍光灯はすべて白熱灯に変えた。白熱灯は電磁波がぐっと減る。電化製品はコンセント近くの元で電源が切れる器具にかえた。米国で普及しているものだが日本でも捜せばある。使用しない時は元切りの状態にするためだ。コードが長ければそれだけ電磁波量はふえる。

一階は冷蔵庫があるのでしかたがないが、二階部分はブレーカーを落としていいように配線を替えた。冷蔵庫は食物を入れるため、その部分のブレーカーをおとす訳にはいかないが、二階は終日ブレーカーを落とし、日中でも一階の居間はブレーカーを落としている。灯りはローソクでも小さな懐中電灯でもいいはずだ。米国では電磁波被曝の最大要因は配電線（家庭内配線）の施行工事の悪さにある、としたレポートがある。

電磁波過敏症で苦しんでいる人はとにかく夜だけでもブレーカーを落として寝てみることをお勧めする。

黒嶋は子供たちが夜勉強するための灯りは一階から電源をとるようにした。もちろん灯りは白熱灯だ。海外の研究論文で、夜の睡眠時の被曝が特に影響するというレポートもあるので寝室内の電磁波被曝量を減らすことは重要である。

黒嶋はセラミック製の防護グッズが電磁波にも低周波音にも効くというのでそれも置いてみた。ここまで対策をとったら大分、電磁波被曝量も減り、ようやく黒嶋の気分も落着いてきた。

「防護グッズがどうして効くのか原理はわからない。それと始めのうちは効くがそのうち効かなくなってくる」と黒嶋は語る(この部分は章末の注を参照)。

こんなこともわかった。彼女は冷え症で悩んでいたが、ブレーカーをおとしてから冷え症がなくなりよく眠れるようになった。〝電気人間〟というのも変だが、電気が体内に帯同しやすいタイプの人がいる。黒嶋はクレジットカードなど磁気カードをさわるとそのカードが使えなくなってしまうことが何回もある。ふつう磁気カードを時計とかテレビの上に置くと磁気が抜けて使えなくなることがあるが、自分自身が帯電状態になってしまって磁気カードの磁気を吸いとってしまうのではないか、と彼女は考えている。もちろんカードをテレビの上などに置いたことはなく財布に入れていてそうなるのだ。

次世代携帯電話、無線LANは許せない

電磁波にも低周波音にも反応するようになってからは、携帯電話に鋭く反応するようになり、携帯電話と中継アンテナとが交信する微弱な電磁波を感知するようになり、着信音のかかる直前に「ああこの携帯電話に電波がきたな」とわかってしまうようになった。

「北海道電磁波問題を考える会」を結成したのは、次世代型（第三世代）携帯電話（ドコモのFOMAやJ−フォンの写メールなど画像を送る新システムの電話）は電磁波が強く、FOMAが試験電波を出したと予測される頃から過敏症で苦しんでいる仲間の体調がおかしくなったという声が増えたためである。第二世代の携帯電話は、〇・八ギガヘルツ（一秒間に八億回）か一・五ギガヘルツ（同一五億回）の周波数を使うが、第三世代型のFOMAは二・〇ギガヘルツ（同二〇億回）の周波数を使う。周波数が高くなるとエネルギーは強まるし、画像対応なので送信量も当然増大する。体調にいいはずがない。

それに「無線LAN」が同時期にスタートしようとしていた。無線LANは無線を利用して高速で大容量の情報をやりとりしようというもので、ブロードバンド（広帯域の意）時代の旗手として注目されている技術だ。ケーブルや光ファイバーのように通信線で大容量の情報を伝達するのでなく、無線波で飛ばせば人体への影響はそれだけ大きくなる。ましてや電磁波過敏症の人にとっては

この上なく迷惑な話である。「IT革命」と軽々しく言うが、人体への影響へのアセスメントが全くないまま〝便利さ〟を追求する傾向は危険である。「IT革命成って人間滅びる」なんてことになったとしても、誰が責任をとるというのであろうか。

しかも無線LANは二・四ギガヘルツ（同二四億回）の周波数を使う。電子レンジに使う周波数は二・四五ギガヘルツ（同二四億五〇〇〇万回）でこの周波数が最も水の分子を振動させやすいからだ。食物内の水の分子をふるわせて熱めるのが電子レンジの原理だ。人間も七〇％は水分である。電子レンジと同じ、あるいはそれに近いマイクロ波を使うところに無線LANや次世代携帯電話の危険性がある。

こうした危機意識から「北海道電磁波問題を考える会」はつくられた。

いま、黒嶋恵は基本的に家の外へ出られない。屋外には携帯電話やPHSの電磁波が飛び交っているからだ。それでは精神的にもよくないので、週一回、近くの野幌原始林まで夫に車で運んでもらい二時間ほど散歩するのが唯一の外出だ。原始林の中は携帯電話の電磁波が届かない。日常の買物は夫がする。

ふつうだったら精神的に滅入るところだが彼女は明るくこう語った。

「高圧送電線の近くを車で通ると頭がしめつけられる。〝孫悟空の金輪状態〟になる。携帯電話中継塔付近だとガーンという衝撃がくる。電気器具はスイッチを入れたらなるべく離れるようにしている。電磁波は身体の水分の多い部分に反応する。子宮や腰に女性が痛みを感じるのはそのためだと思う。でもいろいろ対策をとれば苦しい状態は脱することができる。苦しんで内にこもるより、ブレーカーを落とすとかいろいろ試みるべきだ。でも次世代携帯電話や無線LANは安全な周波数帯にするなどしないと、過敏症の人はもとより、これから過敏症をふやすことになる、と危惧しています」——。

（注）電磁波防護グッズは千差万別で、ある人に効いても、別の人には効かないということが往々にしてある。黒嶋のように始め効いてそのうち効かなくなる場合もある。電磁場のうち電場はカットしやすいが、極低周波磁場はほとんど防げない。せいぜい角度をかえる程度、外国では「インチキ防護グッズ」と批判されているものも多い。しかしESは「電気過敏症」と訳される位、電場に反応する人も多いから、それぞれが試してみて自分に合ったものを選べばよい。

電磁波問題市民研究会（電磁波問題市民研究会は著者が事務局長を務める市民団体である）の基本は「よりよい防護グッズ」ではなく、電磁波発生源をへらすこと、つまり被曝時間をへらすことと距離をとることである。

第9章　ケータイ・PHSと過敏症

――自宅近くのPHS基地局を撤去させるまで――

慢性的疲労感が続く毎日

神奈川県に住む中山純代（仮名）は、一九九九年十月頃、頭がいつもスッキリせず、慢性疲労感が続くのは三十代半ばになった年のせいかと思っていた。

九五年に第一子を産んだ頃は健康そのものだった。元来丈夫で、学校を休んだことがない。そんな中山が九九年春に流産した時は、自分でも思いがけぬことだった。

いつ頃から気分がすぐれなくなったかはっきりしないが、そんな状態がかれこれ一年近く続いていた九九年十月、『週刊金曜日』（九九年十月十日号）に「ケータイ天国、電磁波地獄」特集が載った。

この時は「ケータイやPHSの電磁波の影響は基地局の近隣住民が最も深刻である」の記事を読んでも「基地局の近くに住んでいる人は気の毒だな」と他人事ととらえていた。

それからほどなく、夫が「どうやらお隣りの敷地に建っているのはPHS基地局らしいぞ」と会社の人からきいてきた知識を話した。言われてみればたしかに九五年十二月に、隣のアパート敷地内にわざわざ電柱を建て、その上に見慣れぬアンテナが建った。だがアパートのオーナーからなんのあいさつもなかったし、〝アパートのテレビアンテナ工事〟かな位にしか考えていなかった。九五年当時、中山純代はPHSや携帯電話の通信エリアには健康への影響が指摘されているマイクロ波を常時発信する基地局が建てられるといった電磁波の知識は世間並みに皆無に等しく、「どんな仕組みで通じるのか?」と素朴な疑問を持ちながらも、携帯電話とPHSのカードモデムによる無線パソコン通信の利便を享受していた。

『週刊金曜日』の記事を重く見て隣のアンテナがPHSの基地局であるか確かめるため、NTTに電話したところ、アンテナの形状からDDIポケットのものとわかった。

以前、高圧線問題を扱った記事でガウス・アクション(電磁波研の前身)という電磁波の健康への問題について活動している団体が出ていたことを思い出し、早速インターネットで検索し「電磁波問題市民研究会」を見つけ、電話をかけた。そこでいろいろ携帯会社と話し合うコツなどをアドバイスされ資料も送ってもらった。

にわか勉強で資料を読み、アドバイスを頼りに自宅にDDI社員を呼び撤去を求めて話し合いをもった。DDI側は郵政省(現総務省)の「電波防護指針」を持ち出し、指針の基準値を遵守しているから電磁波は安全だと数値を並べたて譲らない。だがこちらも電磁波問題市民研究会の資料やアドバイスがあるので、それを武器に「微弱とはいえ長期間連続して被曝する電磁波の人体影響は未解明だし、それを毎日浴びているのは事実だ。国の防護指針が将来にわたって安全かどうか保証はない」と主張した。現に不調に陥っているので屈するわけにはいかなかった。

その頃の中山は頭が締めつけられる感じで、脳神経外科で診てもらったら〝緊張性頭痛〟だと医者に言われた。「ＰＨＳ基地局の電磁波の影響ではないか」と訊いても医者は「そんなことを言っても、電話会社は相手にしないでしょうね。気にしすぎだ。気にしないように」と言うばかりだ。

孫悟空がお釈迦様に罰として金輪を頭にはめられたように締めつけられる感じになる。奇しくも前章の北海道江別市の黒嶋恵と同じ表現を中山も使った。

それと痰がたまる。耳鼻科で診てもらっても「いまいち症状がわからないし、原因はもちろんだが病気かどうかもわからない」とその場しのぎに去痰剤をくれただけ。ここでもラチがあかない。中山だけではない。夫も痰がたまるし、隣のアパートの住人がひんぱんにうがいをする音も耳にする。夫と二人で「あの人も痰がたまるんだな」と推察し合っていた。

他の症状は慢性疲労感と軽い言語障害だ。軽い言語障害とは、なにか説明するのが億劫になり言葉が出てこなくなるのだ。友人とおしゃべりする時も、相手がＰＨＳの電源を入れていると、会話するのに頭が働かない。それに記憶力低下も伴う。なにか約束してもすぐにメモらないと忘れてしまう。物の置き忘れも多い（筆者は何度か中山と会ったり、電話でやりとりしているが、概して聡明な女性だ）。

整理すると、①緊張性頭痛、②痰がたまる、③慢性疲労、④軽い言語障害、⑤記憶力低下、の症状が出ている。

　ＤＤＩとの話し合いで決め手となったのは「今後人体に悪影響を及ぼすことが明らかになった場合、損害賠償金を支払うことと全国の住宅地に設置されたアンテナを撤去すること。微弱電磁波の長期継続的吸収が起因と疑われている脳腫瘍等に罹ったり、二度目の異常妊娠がみられた場合も然り」との内容の社長名と印をつけた保証書を出すことを要求したことだ。ＤＤＩは「社内で検討し作成する」とその時は応じたが、後日「設置契約した地主が解約を表明したので保証書提出は必要なくなった」と通告してきた。

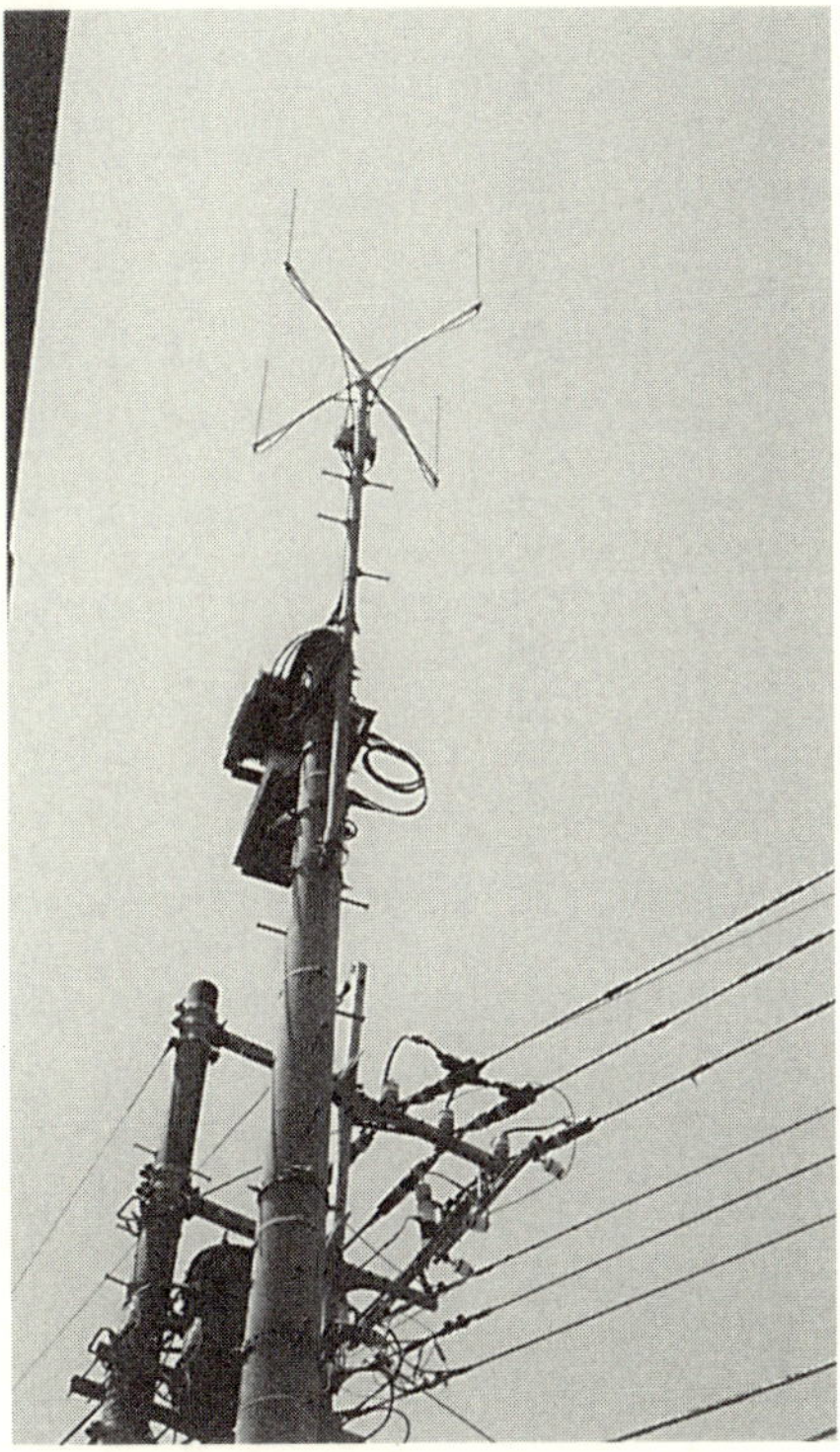

資料9-1　高出力型PHS基地局アンテナ

　二〇〇〇年一月はじめにＤＤＩは撤去工事を行なった。撤去直前の頃、中山の頭痛は激しく実家に避難していた。工事日が聞いていたのよりも数日早まったため撤去には残念ながら立ち会えなかった。はじめてＤＤＩと話し合ってから三カ月余りが経っていた。隣地の地主は早々に解約を申し入れてくれたのだが、撤去は地主の解約表明から三カ月後というＤＤＩの社内規約があった。耐え難い不調で待たされた身には長い時間だった。撤去したアンテナの行き先が心配だった。近くに建てられたのでは意味がないので、中山は自宅半径三〇〇メートル以内を代替地としないよう、ＤＤＩの担当者に手紙を出した。

まだ自宅周辺にいくつも基地局はあった

しかしこれで中山の闘いは終わらない。まだ中山の気分はすっきりはしていない。気にし始めて家の周辺を見ると、家から半径二〇〇メートル以内に他に五基もＰＨＳ基地局アンテナが建っていた。撤去となった隣地のＤＤＩアンテナの他に、ＮＴＴが一基、ＤＤＩが一基、それにアステルが三基だ。調べていくうちにＰＨＳアンテナには高出力型と低出力型があるのがわかった。もちろん高出力型の方が電磁波量は多い。隣地のＤＤＩのは高出力型だった。

あとでわかったのだが、アンテナが一つ建つと二つ三つとすぐ近くに他社のアンテナが建つ。ＰＨＳはＮＴＴドコモ、ＤＤＩポケット、アステル、と主要会社が三つあり、互換性がなく競合している。そのため「一つ建つということはここら辺は反対する人がいない」ことの目印がわりになり、集中して建てられてしまうのだ。ＰＨＳ基地局は公園周辺や、地主が別の場所に住んでいるアパー

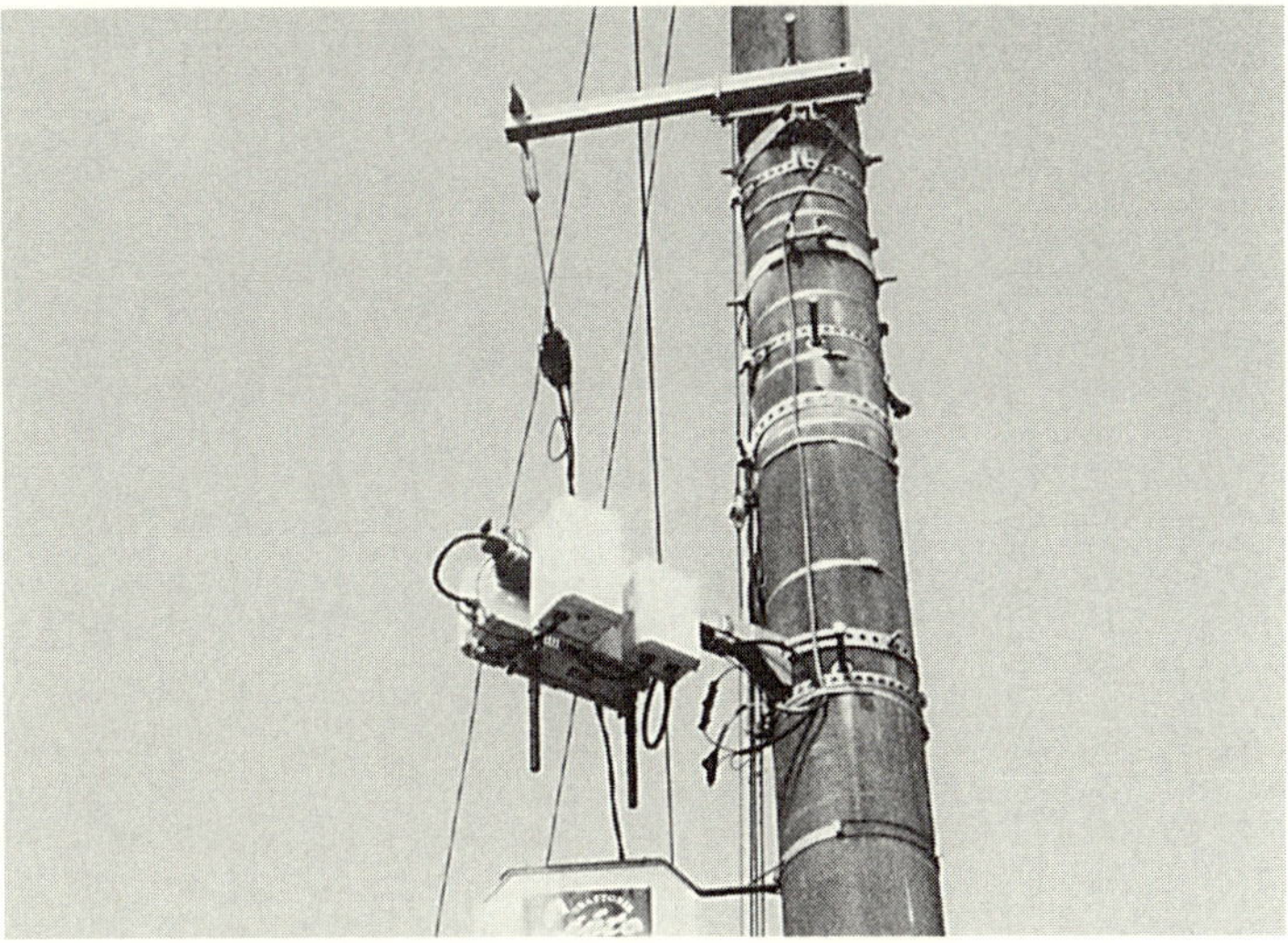

資料9-2　低出力型PHSアンテナ

トやマンション、駐車場、畑に設置されてしまうことが多い。中山の家は公園に面していて隣は単身者用アパートだったことが災いした。

居間の大きな窓から真正面に見える公園敷地内の電柱にアステルのアンテナがあった。その撤去は公有地なので早かった。まず市の公園緑地課に電話して撤去するよう申し入れたところ、電磁波の有害性が確立されていないため、市が撤去を決めることは出来ないが、電話会社に苦情があったことを伝えると言われ、約一週間後に電話会社がアンテナの設置場所を見直すとの理由で自主的に撤去した。

次に自宅と公園をはさんで向かい側のところに電柱があり、そこにもアステルのアンテナがあった。ＮＴＴとＤＤＩのアンテナは社名が書いていないものが多いが、アステルのものは名前が入っているのですぐわかる。ここは民有地なのだがその家の人と中山は知り合いだったのできちんと資料を添えて説明したところ、その人からアステルに電話がいき、ここも九九年十二月に撤去となった。

アステルの基地局アンテナは五〇メートル間隔で建っていたので、「ちょっとつけすぎじゃないか」と抗議すると「自転車に乗りながら使う人や歩きながら使う人の通話の質を保証するために必要」と答える。一般に携帯電話は車などで移動中でも切れないで通話できるが、PHS（Personal Handy Phone System＝簡易携帯電話システム）はコードレス電話の大型タイプのようなシステムで定点でかけることを基本とし移動中には向かない。大体、自転車に乗って電話するのは危いし、歩きながらの通話も注意力が散漫になり安全ではない。そんなのに対応するな、と言いたい。

それはともあれ、中山の家から一〇〇メートル以内に四基あったPHS基地局のうち直接アンテナが見える三基はなくなった。

次に、二階の窓から見える二〇〇メートルの距離に建つ二基の高出力型アンテナに対象を移した。うち一基はNTTドコモで、ここもたまたま設置されているビルのオーナーが知り合いだったので、ていねいにお願いしたら解約してくれることになった。実は設置工事が未完了で、電波は発信前の状態だったのでそのまま使われないで済んだ。

あとの一本はDDIの最初の隣地のと同型の高出力型アンテナで家のベランダからよく見えるマンションの屋上に建っている。

三基が撤去され、今までの鬱陶《うっとう》しさがだいぶん抜け晴々とした気分が戻っていた。でもまだ電磁波過敏症の症状は抜けてはいなかった。

マンションのオーナーは電磁波の問題は寝耳に水であったが、商店主でもある彼は近隣関係を思いやり、DDIも交えて話し合いをすることになった。粘り強く撤去を訴えた結果、電磁波を止めることになった。それ以来、頭の締めつけ感が消えた。

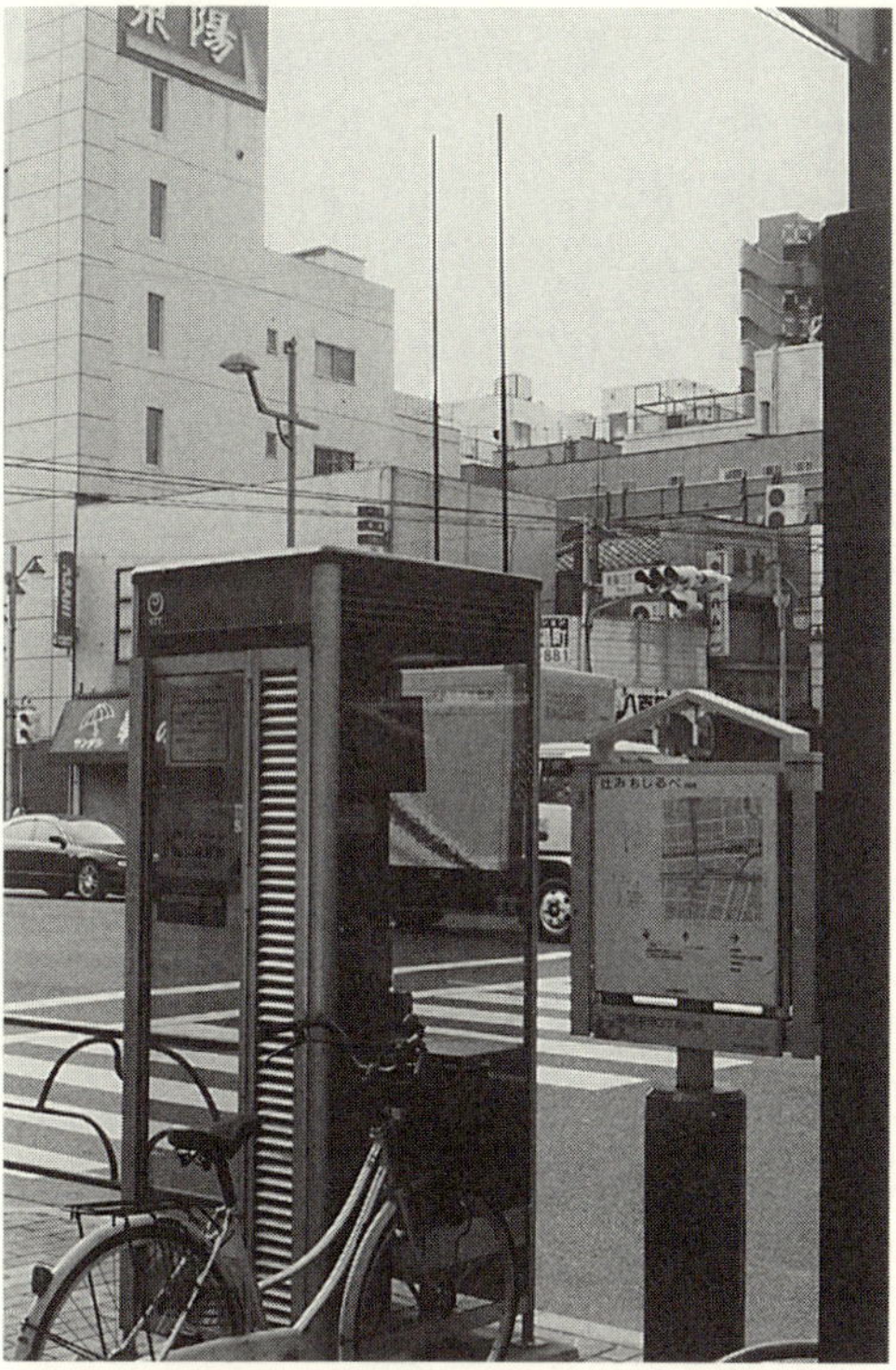

資料9-3　電話ボックスについているPHS基地局アンテナ

こうして努力の甲斐あって、二〇〇一年九月に中山純代は無事第二子を出産した。

残る自宅から一〇〇メートルのところにあるが直接は〝見えない〟アステルの一基の家には匿名で電磁波資料に撤去依頼文をつけてその家のポストに入れておいたところ、いつのまにか撤去されていた。

過敏症になって困ること

中山の過敏症は北海道の黒嶋と比較するとずっと軽微である。それでも夫とともども携帯電磁波を感知できる。二人で「あ、電波きたね」「あ、終わったね」とうなづき合う。頭が締めつけられたのがファーっと解放された感じになるので通話が終わったのがわかる。隣りのアパートはワンルーム型で単身者が住んでいるが、固定電話用のモジュールジャックはあるが、最近は固定電話をつけず、携帯電話しか持たない人も多い。

電磁波過敏症になったために日常生活で不便になった点は、家の中で四六時中電波を出すコードレスホンが使えなくなり、仕事で必要なパソコン作業が長時間出来なくなったことである。中山は家でパソコンを使ってする仕事をしていたが、三〇分以上パソコンを使用しないようにしているので、症状が和らぐまで、仕事は休業することにした。長く使うとＶＤＴ（Visual Display Terminal＝画像をもつコンピュータ機器、パソコンもそうだ）の方に向けた身体の一部（胸、下腹部、太もも）がこわばり、一晩寝ても回復しない。ＯＡエプロンをつけると症状が和らぐし（注参照）、アルミホイルを身に巻くとさらにラクになる。それでも、夜、パソコン作業を少し長くすると身体がだるくなるので気をつけている。仕事の性質上、パソコンを使わざるをえないので電磁波漏洩の少ない機種が選べるようメーカーに公表して欲しいと中山は思っている。現在はパソコン販売店できいても「わからない」としか答えず困っている。

中山の場合、携帯電話中継基地局よりPHS基地局アンテナに強く反応する。携帯電話基地局でも八〇〇メガヘルツ（＝〇・八ギガヘルツつまり一秒間に八億回の周波数）のは大丈夫で、一・五ギガヘルツ（同一五億回）の基地局だとボワーンとした感じになる。それでもPHSアンテナほどではない。理由は、PHSが一・九ギガヘルツ（同一九億回）を使うため、波長が一五〜一六センチと短くそれだけ身体内に入りこみ共鳴しやすいためと思われる。PHSの電話本体は携帯電話に比べて出力は六分の一から一〇分の一と小さいが、基地局の方は携帯電話基地局に比べて小範囲にあるので電話本体のイメージほど電磁波は弱くない。

電磁波問題市民研究会にも、携帯電話基地局よりPHS基地局のアンテナで反応し、ひどい時には失神するケースがある、と訴えてくる会員が一人や二人ではない。

次世代のためにすべきこと

一応、家の周辺のPHSアンテナにケリをつけたが、次に中山純代が懸念したのは自分の子供たちへの心配だ。上の娘が幼稚園に通う年頃になって、四つほど候補の園があったが、あいにく四つとも園の近くにPHSアンテナが建っていた。しかたがないので、唯一アンテナの立地が公有地である小学校が隣接している幼稚園を選び、一九九九年十一月に願書を提出し入園のはこびとなった。公立小学校敷地内のアンテナは他市の例から撤去可能との勝算があった。

ところが願書を出した後の二〇〇〇年一月にその園のすぐ近くの民有地にNTTドコモがPHSアンテナを建ててしまった。そのことに中山は残念でならず憤りを感じた。民有地のアンテナは地主と直接交渉し、地主が決断しないかぎり撤去はできないが、知らない個人を相手に話をするのは恐い。保育室の真正面七〇メートル前に建つアンテナからの電波は保育室に入ると感じられた。一年半我慢し、年長の夏休みになって、前例のように匿名の手紙を出した。二学期になったら保育室内で電波を感じなくなったので、地主がドコモに交渉したのかもしれない。

隣接する小学校の敷地にあったPHSアンテナは市や市議会に働きかけて撤去させた。むろん、かんたんに撤去されたわけではない。二〇〇〇年三月、中山はまず市議会に「携帯電話およびPHSの無線中継局の設置規制条例の制定を求める陳情書」を提出した。「陳情書」には当然ながら各種の資料をつけ議員たちが採択しやすいように配慮した。

その中で「基地局を設置する際の近隣住民への事前表明義務と基地局の設置場所は文教施設、医療福祉施設からPHSの通常型で六〇〜一二〇メートル、高出力型で三〇〇メートル、携帯電話基地局で一キロメートル以上離す」よう要望した。そして市長への手紙を通して市役所担当部局に撤去を求めた。はじめ「国の防護指針を遵守しており撤去する根拠がない」と拒まれた。電磁波の有害性が実証されていないのだから撤去はできないというのだ。しかし中山が市議会に陳情書を併行して提出しているとわかったとたん、態度が豹変した。議会に呼ばれて議員に追及されるのが嫌だったのだろう。結局、「教育上必要な設備ではないし、特定業者への利便供与につながる」という理由をつきつけて、二〇〇〇年五月、ＰＨＳアンテナは撤去となった。すでに横浜市、川崎市、相模原市で住民や議員が問題にし、公立小中学校に設置されていたＰＨＳ基地局を撤去する動きがあったことが大きく影響した（横浜市のＰＨＳアンテナ撤去は電磁波問題市民研究会が大きく関与した）。

こうしてともかくその小学校の敷地内のＰＨＳ基地局は撤去されたが、中山の議会への陳情は、有害性が確立していないので「条例化」は難しいとのことで「指導」に言葉を替え、議会で三度「継続審議」となったが二〇〇〇年一二月、結局「現時点においては採択し難い」とされた。

電磁波問題に限らず環境問題で予防原則が確立していない日本では、まだまだ時間がかかるであろうが、中山のような勇気ある行動を全国各地の人たちが積み重ねていくことで、やがて多くの人が電磁波問題の重要性を気づいていくのであろう。

以前、電磁波を扱った本で免疫や生殖をつかさどるメラトニンというホルモンの分泌量低下に電磁波が作用するという記述を読んだことがあり、中山は自分の流産の原因はＰＨＳ基地局アンテナから発信される電磁波が深く関わっていると思っている。第二子を安心して産みたい、という強い思いが彼女を行動に駆りたてたのである。そうした自らの体験から、最近の世間の不妊傾向は相当電磁波が関連していると中山は考えている。

実際、彼女の友人や知り合いが七件も流産（中山のケースも含めて）したが、七件とも家のすぐ近くにPHSアンテナがあった。目の前にPHSアンテナが建っていたあるマンションでは三人がたて続けに流産した。

また、一人目が生まれたあとできないという「二人目不妊」と電磁波の関係も相当可能性が高い、と中山はみている。子育て時期の母親同士はいろいろ共通の話題で情報交換するが、中山がそこで気づいたことは「次の子が欲しくてもできない」とか「子供がすぐに熱を出す」と言っている母親にケータイを常時多用しているケースが多いという事実だ。けれども、「ケータイは子供に良くないからやめたら」と言うことは相手の行動を非難することになるので、面と向かってなかなか言えない。親しい人には「夜は電源切ってみたら」と提案している。

流産にしても不妊にしても、中山の周辺で起きた事実だが、それを即普遍化してあてはめることはもちろんできない。だが欧米で電磁波問題が約二〇年前に問題となった一つのきっかけは「VDT従事者に流産、異常分娩が多発（七〇年代から八〇年代にニューヨークタイムズ社やトロントスター社等でVDT従事者に異常分娩が多発）したことにある。それからしても中山の提起は重要である。

（注）OAエプロン――OAエプロンは特殊加工でエプロンの中に銅線をはわせる仕組みのものでVDTから出る電場のシールドには有効である。したがって電場に反応する人にはそれなりに効く。ただし極低周波磁場には全くといっていいほど効かないので「エプロン使えば安心」は誤まりで、距離をはなすこと、従事時間を短くすることが健康影響対策の基本である。

第10章　電磁波過敏症とは何か

まだ日本で認知されない病気

電磁波を浴びると鋭敏に反応する一群の人たちがいる。化学物質で鋭敏に反応する症状を化学物質過敏症というように電磁波が原因で出る症状を「電磁波過敏症」と呼んでいる。

化学物質過敏症は化学物質による環境汚染が原因で、その症状は中枢神経系、自律神経系、免疫系、内分泌系、循環器系、と広い範囲にわたっており、かつ症状は一人ひとり異なり一定のものではない。このことは電磁波過敏症にもそのままあてはまる。

なぜ症状が多岐にわたるかというと資料10―1のように「神経系・内分泌系・免疫系」は相互に関連し合っているからだ。

電磁波過敏症の症状をあげると、頭痛、吐き気、疲労、目まい、心臓動悸、痰が出る、不眠症、記憶低下、皮膚がちくちく、ひりひり、ぴりぴり、物忘れ、手足しびれ、内臓圧迫感、むくみ、耳鳴り、不定愁訴、不快感、自律神経失調、筋肉や関節の痛み、不整脈、まぶしい、うつ状態、ノドの痛み、頭が重い、体重が減る、などで、甚だしい時はマヒ、発作、失神に至る。

スウェーデン、デンマークでは電磁波過敏症（ES＝Electrical Sensitivity）は認知され、公的保険の対象になっている。スウェーデンは「電気・VDT障害者の会」が一九九〇年前後から活動し、現在約一八〇〇〇人の会員を擁している。デンマークでは一九九二年に「デンマーク電気・VDT障害者の会」が結成され、スウェーデン同様に病気の認定をかちとっている。

二〇〇〇年六月にオーストリアのザルツブルグで開かれた「携帯電話基地局の健康問題についての国際会議」に参加した大城龍昭（現在、電磁波問題市民研究会会員）は「スウェーデンでは近い将来、人口の二％が電磁波過敏症になるだろうと国際会議で発言があった」と語っている。これを単純に日本にあてはめれば、二五〇万人という数だ。正確な数は把握できないが、電磁波問題市民研究会に寄せられる過敏症の数からするとすでに相当な人間が過敏症になっている。

米国テキサス州ダラス市にある「ダラス環境健康センター」は一九七一年に臨床環境医のウィリアム・J・レイ博士によって設立された。ここは化学物質過敏症のケアと電磁波過敏症のケアも行なっている。センター長のレイ博士自身が電磁波過敏症なため、病気に理解があるからだ。日本でも重度の化学物質過敏症患者は同時に電磁波過敏症に罹っているケースが多い。

初期の化学物質過敏症の人たちがそうだったが、社会はおろか、医者も家族も病気がわからず、ノイローゼ扱いされるのが電磁波過敏症の人たちの一番つらいところだ。誰にもわかってもらえないから内にこもり、それが結果的に精神的にも本人を追い詰め、本当のノイローゼになるケースが驚くほど多い。

世界で一番有名な過敏症

スウェーデン人のパー・セガベック（Per Segerbäck）は四五歳（二〇〇二年現在）の元エリクソン社の有能な技術者だ。エリクソン社は首都ストックホルムに本社をもつ世界第四位の巨大な携帯会社だ。一九八〇年代後半、エリクソン社はテリア社と共同開発会社「エレムテル社」を設立し、新型携帯電話の開発に乗り出した。ところがその開発過程で約五〇人の若い高学歴技術者が電磁波過敏症になった。そのうちの一人がパー・セガベックで、一九八九年に発症したが重症だった。一度に有能な技術者が大量に過敏症となったためエレムテル社は対策をとった。まず治療法のための資金として州労働生涯基金に助成金を申請し、八九〇万クローネ（一億五〇〇〇万円）を受けた。

次に職場に電磁波シールドを施した。さらに虫歯治療のアマルガム（水銀化合物の歯補填剤）が過敏症に悪いので「混

資料10-1　電磁波過敏症

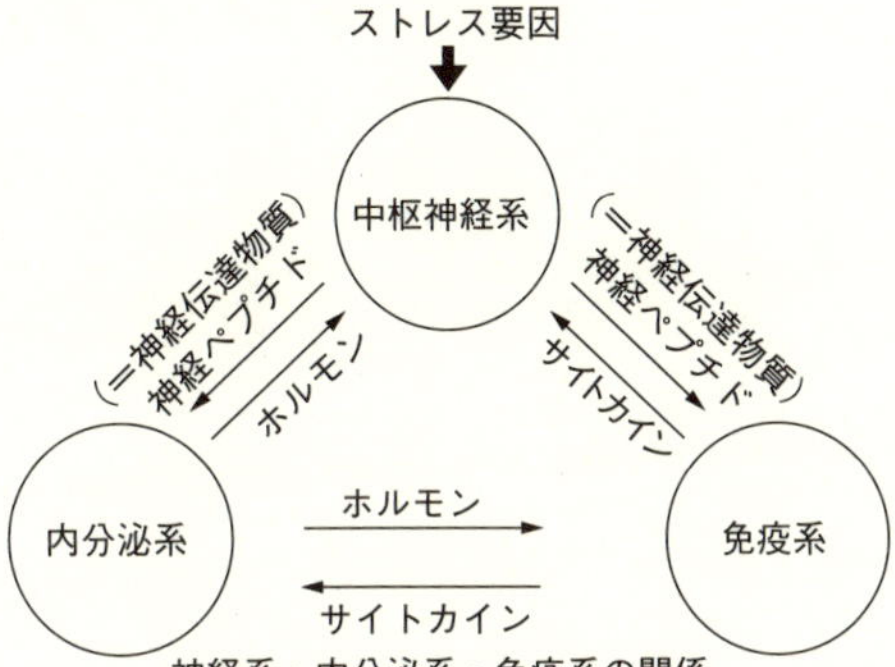

神経系・内分泌系・免疫系の関係

合へリオモラー」や「ヘリオプログレス（二酸化チタニウム）」といった最新の補填剤にかえる歯の治療をした。照明も変えた。可視光線は過敏症に悪いし、家具も変えた（塗料が過敏症に悪い）。スウェーデンでは電磁波と化学物質の複合汚染という認識が持たれている。そのため、他の化学物質対策や心理的社会的改善法もとり入れた。鍼治療などの東洋医学も行なった。

エレムテル社の対策は①電磁場そのものを減らす、②心理的社会的環境の改善、③個人的属性（差異）への考慮、と徹底していたため、約五〇人の技術者の多くは職場に復帰できた。

だがパーは最も重いケースだったため、鉄で覆われた部屋でしか仕事ができないほどだった。そこで会社はパーの自宅と職場にパー用に一二平方メートル（約七畳）の鉄で囲まれた部屋（箱？）を提供し、通勤は特別なタクシーで送り迎えした。〝特別〟とはパーは自動車のモーターで発生する電気にも弱いので使い古したタクシーでないとダメなのだ。

しかし一九九六年から九七年にかけて導入された携帯電話システム（デジタル式GSM型）が普及するにつれ、パーの健康状態はさらに悪化した。ほんの微量のマイクロ波で頭痛、吐き気、聴覚低下、めまいになり、時として人事不省（失神）となった。

パーの妻インガー・スベデュミア（Inger Svedmyr）四四歳もパーほどでないが電磁波過敏症だ。一九九九年に自宅近くに携帯電話中継塔が建った時、二人はいたたまれなくなり郊外に引っ越した。

遠距離通勤となり特別タクシーも使えなくなったが、有能なパーに対し仕事は来た。そこでパーは電磁波保護服を着て通勤せざるをえなかった（資料10―2）。パーに支給された保護服は無線基地局近くで電磁波を測定する技術者が着る二五％ステンレス入りのマイクロ波防護服で、社会保険局が費用を負担した。

だが、親会社のエリクソン社は保護服を仕事用に着用するのを認めなかった。エリクソン社の弁護士は「保護服を着ていたらお客さんや同僚から変な目でみられるし、第一、多くの人は携帯電話は危険な仕事と考えてしまう」として、「一週間に二〜三日、保護服なしで出勤するよう」要求してきた。撮影用のカメラから出る電磁波も受けつけない身体のパーである。そんなことはできるわけがなく結局解雇された。

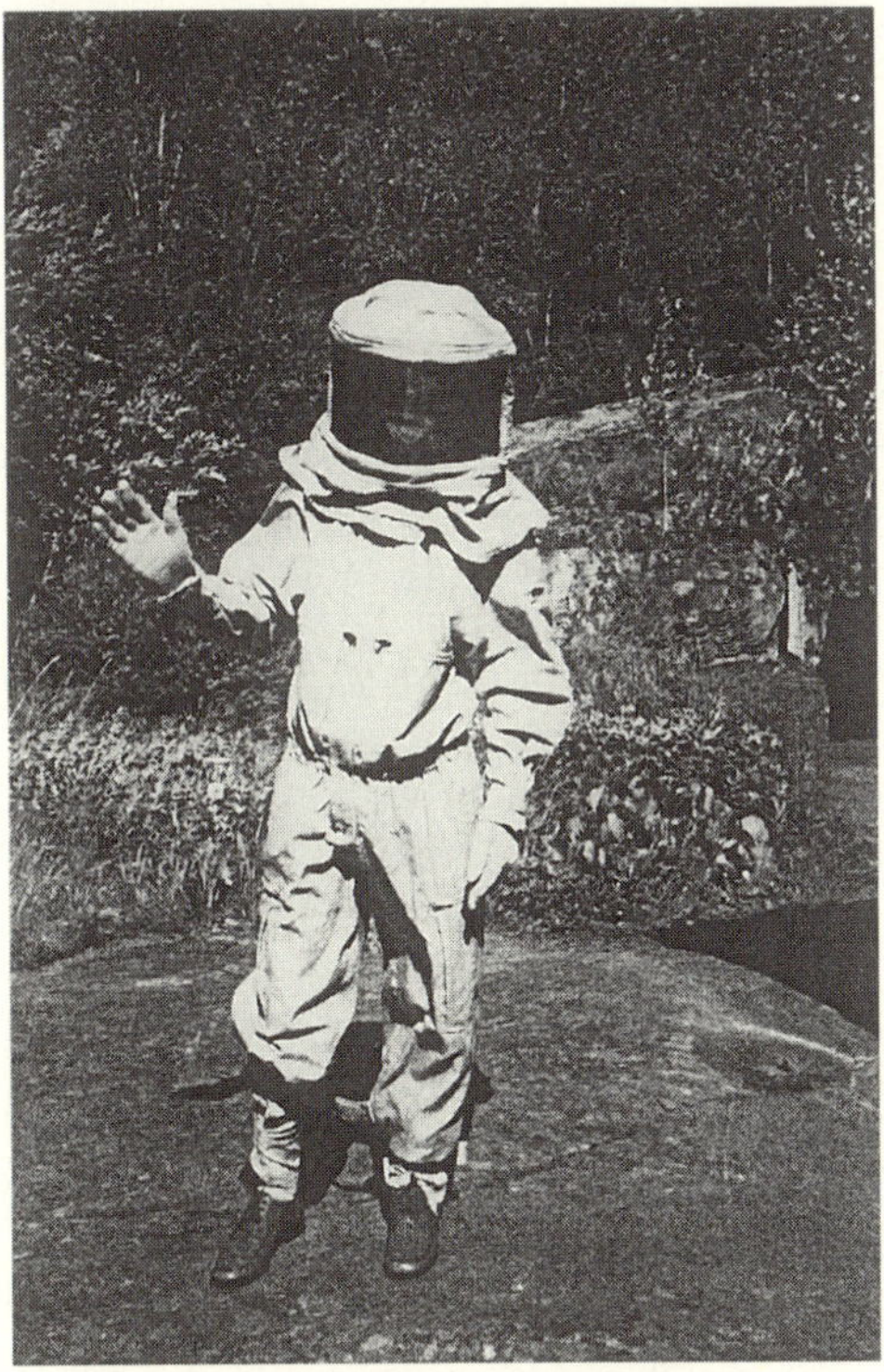

資料10-2　パー・セガベックの通勤服
ビデオ『電磁波と人類の未来』より

パーはメディアの記者にこう答えている。「囚人の方がましでしょうね。囚人ならたまに外に出て運動するでしょうから。私は菜食主義者だ。化学物質の入った食物はだめだ。パラフィン・ヒーター（灯油暖房機）もだめだ。煙に感じてしまう。マイクロ波は神経伝達物質に変化を起こす。細胞からカルシウムを漏出させるのだ。それが細胞の膨張をひき起こし全身にソーダができるように不快になる。身中が破裂しそうな感じだ。でも鉄の部屋の中ならセックスはＯＫだ」と妻にウインクした。

電磁波過敏症対策は急務

電磁波過敏症は現代病であり、その研究はほとんどなされていない。

一九七六年に米国、ロマリンダ大学のロス・エイディとスーザン・バーウィンの二人の医師が一六ヘルツと一四七メガヘルツ（一秒間に一億四七〇〇回の周波数）の変調波を同調させた時、培養基の中の生きている神経細胞からカルシウムイオンが流出するのを確認した。神経細胞のカルシウムイオンは情報伝達に大きな役割をもつ。パー・セガベックの「全身がソーダができるように不快」という感覚と符合する。

電磁波が脳内ホルモン分泌器官の松果体と密接にからんでいることは知られている。松果体でメラトニンがつくられるが、メラトニンは同じホルモンのセロトニンから合成されるホルモンといわれる。セロトニンは視床下部や大脳辺縁系に多い神経情報伝達ホルモンである。資料10―1で掲げたように中枢神経系と分泌系と免疫系は相互に深く連関している。

電磁波がこうした神経情報伝達ホルモンの増減にかかわっている以上、それをたんなる「気のせい」とするのは乱暴すぎる議論である。電磁波過敏症は現代病であり、過去の知識に頼っていては解明しにくい病気である。人類が初めて経験する病気は、原爆症であれ水俣病であれ、患者の実態を通じて彼等から学ぶ姿勢がなければ病気の究明もましてや治療法も前進するわけがない。ぜひ医療関係者にこの方面への関心を呼びかけたい。

IT革命は人をスポイルする

世はまさに「IT（情報技術）革命」と浮かれ、携帯、パソコン、無線LAN、ブロードバンド化、と電磁波をまきちらすことが時代のすう勢かのように突走っている。FOMAは二・〇ギガヘルツ（一秒間に二〇億回の周波数）を使い、無線LANのブルートゥースは二・四ギガヘルツ（同二四億回）を使う。水の分子を振動させるのにピッタリの周波数だ。

人間は七〇%が水分でできている。散歩中の妻がPHSアンテナの近くで倒れた経験をもつ大学教授は「IT革命は人をスポイルすることに他ならない」と事態を憂いている。

北海道江別市の黒嶋恵は「〇・二ミリガウスまでは大丈夫だが、〇・三ミリガウス以上では反応する」と語っている。

電磁波過敏症は、ある日、ある時、ドッと発生するからこわい。それがいつあなたに出るかは誰にもわからない。

「市場テストなしに携帯電話は世に出た」といわれるが、ＩＴ機器は皆同じだ。

過敏症にならないように、あるいは過敏症の人が安心して生きていける環境にしなくては、とりかえしのつかない社会になってしまうだろう。

第5部　暮らしの中の電磁波問題

第11章　身の周りの電磁波（電気製品他）

——知っていると知らないとでは大違い——

リスクとベネフィット

「リスク・ベネフィット論」というのがある。たとえば医療のためのレントゲン撮影はX線を使う。X線は電離放射線で人体にとって有害（リスク）であることは知られている。しかし一方でX線で人体内部を透視することで病気の原因を究明し治療に供する（ベネフィット＝便益）ことができる。そこでX線は年間どの位までなら被曝が許されるか基準許容量（シーベルトの単位を使う）を決めている。これがリスク（危険）とベネフィット（便益）をバランスでみる「リスク・ベネフィット論」である。

ところが非電離放射線（狭義の電磁波）については便利さ（ベネフィット）だけが喧伝され、リスクについてはあまり国民は知らされていない。携帯電話などいい例だ。

欧米ではかなりの程度まで電磁波の人体への影響が国民に知らされている。だから「慎重なる回避（Prudent Avoidance）」やそれをさらにすすめた「予防原則（Precautionary Principle）」の考えが浸透し、国や自治体が政策として防護策を採用したり、個人レベルでもそれなりの自衛策がとれるのだ。

二〇〇二年四月二十九日に、ドイツ連邦放射線防護局が世論調査を発表した。これが面白い。「携帯電話中継基地局は健康に不安を与える」と答えた人が二九・七％いた。「携帯電話本体が不安」と答えた人は二七・九％でこっちより基地局の不安のほうが多い。また「高圧送電線が不安」と答えた人は三一・四％だった。

同じ質問を日本人にしたらどう出るだろうか。携帯本体や送電線には少しは「不安」と答える人もいるだろうが、町に林立する中継基地局アンテナを危いと思う人はあまりいないのではないだろうか。もちろん反対運動が起こっている地域は別の結果となるであろうが、一般的な人に聞いた場合は「不安」とは出ないであろう。

この違いは、ドイツ人はそれなりに電磁波の知識が入っているが、日本人はほとんど知らされていないからだと思う。

欧米の常識が日本では〝非常識〟なのだ（二〇〇二年八月二十四日、新聞が一斉に全国疫学調査結果を発表し「四mG以上で小児白血病二倍と発表した。『朝日新聞』は「電磁波、健康に影響」と一面トップで報じた。これがどう影響するか）。

とはいっても電磁波の人体への影響を示す研究論文はふえる一方だ。日本の政府や自治体が抜本的な電磁波対策をとってくれればいいが、ただ受身ではしようがない。手をこまぬいて損をするのは私であなたなのだ。そこでどんなものから電磁波がどの程度出ているか知って置くのはとても大事だ。その気になれば「個人における慎重なる回避」「個人における予防策」をとることもモノによっては可能だからだ。

被曝量×被曝時間

電磁波の人体への影響は「被曝量×被曝時間」で決まる。被曝量が比較的に多くても被曝時間が短ければそれほど影響がない場合もあるし、被曝量は微弱でも被曝時間が長ければ要注意である。もちろん被曝量が多く被曝時間が長いものは最悪だ。

電磁波の量は測定機を購入して測るのが一番だ。だが極低周波は一万円前後の測定器でもある程度測れるが、高周波は数十万円以上出さないと正確な測定はできない。安物では誤差が大きいからだ。

そこでここでは〝人間感知機〟である電磁波過敏症の方の感覚にも頼ろう。ふつうの人では感じない電磁波を感じてしまう過敏症の人の経験は馬鹿にできない。一応、筆者も測定器（Ｆ・Ｗ・ＢＥＬＬ社製　モデル４０９０）を持参し、いくつかは数値を示す。

最近筆者も知ったのだが「電磁波は電磁波発生源からしか出ない」といままでは思っていた。ところが過敏症の人から「それだけではない」ことを知らされた。電磁波問題市民研究会には多くの過敏症の人から問い合わせがある。ある日「ベッドのスプリングから出る電磁波で身体が痛い」という相談がきた。「そのベッドは電気を使うのですか」と問うと使っていないという。そこで「それは気のせいですよ。あるいは他の要因だと思いますよ。電磁波は発生源がなくては出ないはずですから」と答えた。それが誤まりとわかったのは、過敏症の人から何人も指摘されてからだ。

たとえば、テレビから出た電磁波がベッドの鉄製スプリングにあたるとそのスプリングに電気がたまり(帯同し)、過敏症の人はそのスプリングに反応するのだ。静電気の類いかもしれないが電磁波過敏症の人にとってはつらいのだ。

それと電磁波過敏症の人は化学物質や低周波音に同時に反応するケースが多い。「北海道電磁波問題を考える会」が実施したアンケート調査では電磁波過敏症と化学物質過敏症は八割がダブっていた。

具体的にはコピー機からは極低周波だけでなく紫外線も出る。しかしそれだけではない。高電圧をかけてカーボンを焼きつける原理のため、オゾンをはじめいくつかの汚染物質が出る。その臭いのほうがたまらないという人は少なくない。要は複合汚染なのだ。

現代のカナリア

ここで登場するのは東京都内中央線立川駅から車で一〇分程の所に住む皆川慎吾と信子(ともに

仮名）夫妻である。電磁波過敏症も化学物質過敏症も、ある時過度に電磁波や化学物質を浴びて発症する。そのあとは極く微量の電磁波あるいは化学物質に反応してしまうという共通の特徴がある。

化学物質過敏症の患者たちの集会で、ある患者が「私たちは皆さんのカナリアです」と発言した。その昔、炭鉱夫は地下の鉱山現場に鳥カゴに入ったカナリアを連れて入った。そしてふつうの人では感じない有毒ガスに真先にカナリアが反応し倒れると、すぐさま炭鉱夫は外へ逃げるのだ。カナリアは危険探知器だし炭鉱夫の命の恩人なのだ。化学物質過敏症のその患者は「私たちは皆さんのカナリアだ」つまり危険探知器としてふつうの（鈍感な）人たちに危険を知らせているのだという。悲しくなるが強烈に印象に残る言葉だった。

電磁波過敏症の人たちも同じである。いまは少数だがやがて多くの人を苦しめる電磁波をいち早く感知しているのだ。それだけ防衛できる術をもっているともいえるが、重度の人は深刻である。

皆川慎吾は一九九六年頃発症した。信子はその約一年後に発症したが慎吾ほどひどくはない。発症は突然やってくる。当時、皆川夫妻はJR目黒駅近くの目黒区上大崎のマンションに住んでいた。マンションの地下に変圧設備があり、一階に住んでいたのでモロに変圧設備の電磁波を浴びたのが原因であろう。九六年はオリンピックの年だ。オリンピックやワールドカップの時はテレビやラジオの放送局は電波を目一杯強くするし、テレビの視聴率もあがり電気を多く使う。過敏症が発症しやすくなるのである。

慎吾は発症した時、突然身体の変調を感じ床が波うつように感じた。皆川夫妻に娘がいるが、娘が帰宅してクーラーをつけると慎吾は身体中に痛みが走り「消してくれ」と叫んで部屋を飛び出した。事情のわからない娘からすると父親の対応は不可解なので彼はキチガイ扱いされた。その時はほとんどの電気製品に反応するようになり、化学物質にも過敏になりごみのビニール袋をさわっても痛がった。家人からも理解されないと本人は精神的にも追い詰められる。そのため本当のノイローゼになる人も少なくない。

慎吾にとって〝ラッキー〟だったのは、一年後に妻の信子も発症したことだ。信子は発症して初めて夫の苦しみがわかった。

この皆川夫妻と他の過敏症の人の意見も参考に、身の周りのどんなものが気をつけねばならないかをみていこう。電磁波はあらゆる電気製品から出るが、重要なモノに絞ってとり上げる（測定は磁場のみ）。

家の中の電磁波

電気配線　電気器具を使用していなくても常時配線（コード）には電気がきている。最近は大型の家電にかえる傾向があり、基本アンペアを上げる家庭が多いが考えた方がいい。米国のコンサルタント会社「エナテック」の調査によると「電磁波の主たる発生源は配線網」である。つまり配線を変え、消費電気量を減らすとぐっと被曝量は減るという。皆川夫妻はある人から「母が過敏症で困っている」と相談され、その人の家に行って調べた。二世帯家族で一階に母親が暮らし、二階に相談にきた娘夫婦が住んでいた。一階の部屋は母親が過敏症のためほとんど電気製品を置いてないが、二階では〝鈍感症〟の娘夫婦が目一杯電気をつかって生活していた。そのため、上からひどい電磁波が漏れてきて母親を苦しめていた（娘が母親を苦しめる原因をつくっているのに気づかない、というケースだったのだ）。

とくに寝室や子供部屋の配線には気をつけるべきだ。

配電盤　これも電磁波が強い（三〇mG＝ミリガウス）。第八章で紹介した黒嶋恵のように過敏症になったら寝る部屋のブレーカーを落とすのも手だ。新築や改築の予定のある人はコードの被覆をきちんとし、電磁波が漏れにくいものにするとともに、配線の位置関係もすっきりさせ、寝室や子供部屋に配線が集中しない工夫をすることをおすすめしたい。

テレビ　テレビはパソコンと同様の原理で、電子銃をブラウン管裏面の蛍光面に向かって発射させ画像にする仕組みなので極低周波に限らず様々な種類の電磁波を出す（パソコンの所でもふれる）。過敏症の人には要注意な機器だ。

テレビは大きさによるが二メートル離れたところで一mG（ミリガウス）以下で、一メートルで五mG、五〇センチで二五mGとはね上がり、三〇センチで一〇〇mGを超える。これは極低周波の電磁波量は距離の二乗ないし三乗に反比例するからだ。つまり二倍離れれば四分の一以上、四倍離れれば一六分の一以下に減衰するのである。したがって三メートル以上離すといい。ただし最近の超大型画面はより電磁波が強いので要注意だ。大人は子供がテレビに近づかないことに気をつかったほうがいい。また狭い部屋に不つり合いの大型テレビを置かないこと。距離がとれないからだ。それとテレビゲームだと距離が近づくし長時間夢中になるので身体によくない。

蛍光灯　蛍光灯は三〇センチの距離で二～三mG、一〇センチで二三mGある。通常の位置関係ではそんなに近づくことはないが微量ながら長時間つけるものなのでやはり注意したほうがいい。白熱灯は電磁波があまり出ないのでおすすめだ。皆川慎吾は蛍光灯のある所では真下に座らない。電磁波があたって痛いからだ。

距離の点では一階の蛍光灯の下にいる人より二階で寝ている人のほうが身体不調になりやすい。蛍光灯の安定器から電磁波が強く出るが、安普請の家は天井部分が〝薄い〟ので二階で寝ている人と蛍光灯の距離が近いため影響をそれだけ受けるのだ。

電磁波研にきた相談で深刻だったのはコンビニの二階に住んでいる人だ。コンビニが二四時間営業で蛍光灯のワット数も高いため身体不調を訴えていた。こうなると対策はしにくい。子供の学習机で頭の部分に蛍光灯のあるものは蛍光灯をとりはずし、白熱灯のスタンドに変えたほうがいい。白熱灯は熱をもつのが難点だが、小さい白熱電球なら机の上で光量は十分保てるし熱も少ない。

冷蔵庫　冷蔵庫は前面（一〇センチで四mG）より後面（同二〇mG）の方が強い。だから配置として壁の向こうに子供のベッドがあるならベッドを移すべきだ。それと大型になればそれだけ電磁波は多く出る。

エアコン　一メートルの距離で〇・九mG、五〇センチで二・六mG、三〇センチで一五mG。通常、エアコンに接近することはないかもしれないが、机やベッドの近くにエアコンがあるケースもあるだろうから二メートル以上は離した方がいい。前述したが慎吾は過敏症がひどい時はエアコンに耐えられなかったのだから。

ACアダプター　これはいわば「小さな変電所」だから電磁波を強く出す。至近距離では一〇〇mG以上平気で出る。くれぐれも枕元には置かないように。

電子レンジ　電子レンジは二・四五ギガヘルツ（一秒間に二四・五億回の周波数）を使う。この周波数が最も水の分子を振動させ熱を発生しやすいからだ。レーダーを開発した米レーセオン社が軍事利用のマイクロ波を民生利用しようとして、はじめにポップコーンに応用し、次に電子レンジに応用したのは有名な話。初期の頃、主婦が調理途中にレンジの扉を開けてしまい白内障になる事故が何件も起きた。マイクロ波は有害なのだ（今は安全基準で扉を使用中開けると電源が切れる仕組みになっている）。ぬれたウサギを乾かそうとしてレンジに入れ、死なせた事件も起きている。長く使って劣化するとレンジの扉のすきまからマイクロ波が漏れることもある。使用中は一〇センチで一五〇mGも出る。過敏症の人が最も警戒する機器の一つだ。使用中はふつうの人でも三メートル以上離れるのが賢明だ。

電気毛布　これも最悪の器具の一つだ。距離はゼロ、時間は寝ている間浴びるからだ。密着した

資料11-1　電気毛布を長く使うほど胎児に先天異常が増える
特に妊娠初期の使用では10倍増！

（『エピデミオロジー』1995年9月号　ディ・クン・リー論文より。*95%信頼範囲略）

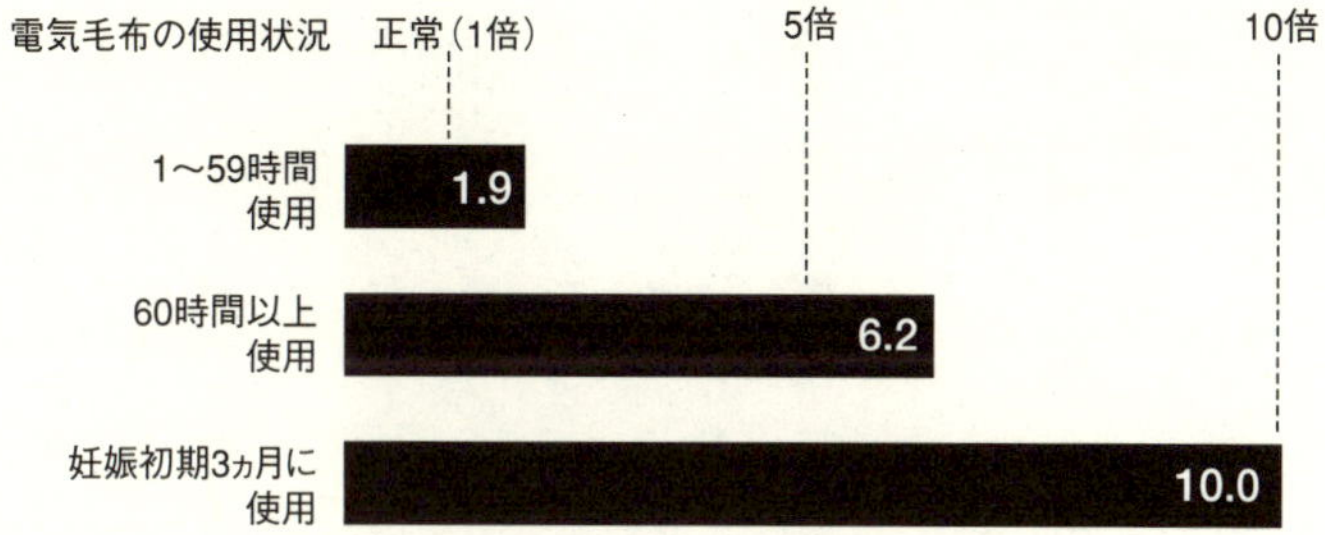

状態で一〇〇mG前後出る。資料11―1は一九九五年九月、専門誌『エピデミオロジー（疫学）』に載ったディ・クン・リー博士の研究論文だ。「低受胎率の女性が妊娠初期に電気毛布を使うと胎児の先天性尿道異常が一〇倍」と出た。妊産婦や子供は使わない方がいいし、寝る三〇分前につけて寝る時切る使い方が賢明だ。お年寄りで電気毛布を離せない人は「電磁波防護対策」をした電気毛布を使った方がいい。線をねじったり、よじると相殺されて電磁波発生量は減らすことができる。価格はその分高くなるが米国ではこうした対応済みの電気毛布しか売れていない。日本はこの面でも遅れている。皆川夫妻は昔なつかしい湯タンポを使っている。電気毛布と同じようなものにホットカーペットがある。

床暖房　電気式とガス式があるが過敏症の人は電気式床暖房の部屋など入れない。すぐ気分が悪くなるからだ。ガス床暖房は水をガスで暖め床の下に湯を回す方式なので電磁波は出ない。

電磁調理器　「火を使わないので安全できれい」な調理器

として売れているという。火を使わないかわりに電磁波を使うのだから「きれい」はともかく「安全」はいいすぎだ。電磁調理器は二二〜三二キロヘルツつまり二万〜三万ヘルツ前後の高い周波数を使ってまず磁力線をつくる。次にこの磁力線がナベの底を通る際、電磁誘導の原理でうず電流を生じる。そのうず電流がナベの抵抗でジュール熱を発生しナベを加熱し、その上の食物を熱する、という仕組みだ（資料11—2）。

ＩＨ調整器ともいうが「ＩＨ」はインダクション・ヒーターつまり電磁誘導加熱器の意だ。電磁調理器（ＩＨ調理器）ははじめから強い変動磁場をつくることを前提としたいわば電磁波〝開放系〟の機器だ。だから商品のカタログには「心臓ペースメーカー利用者は医者と相談するように」と書いてある。そんなものがどうして「安全」といえるのだろうか。最大で一八〇〇mG、通常の調理する位置で三四・二mGある（資料11—3）。

電磁調理器の難点は調理中に距離がとれないことだ。離れたら調理できないし、加熱の微調整ができないこともマイナスだ。

電動ミシン　最近のミシンは便利になったが健康面ではやっかいになった。

一九九五年、英国医学誌『ランセット』にカナダ・マクギル大学のリパード博士が発表した論文は「妊娠中の女性が電動ミシンで仕事をすると生まれてくる子の急性リンパ性白血病が五・七八倍になる」と指摘した。業務で長時間従事せざるをえない人もいることを考えたら、経済産業省と厚生労働省はきちんと調査し、電動ミシンからの電磁波の漏洩をいかに低減するか早急に対策をとる

資料11-2　電磁調理器の原理

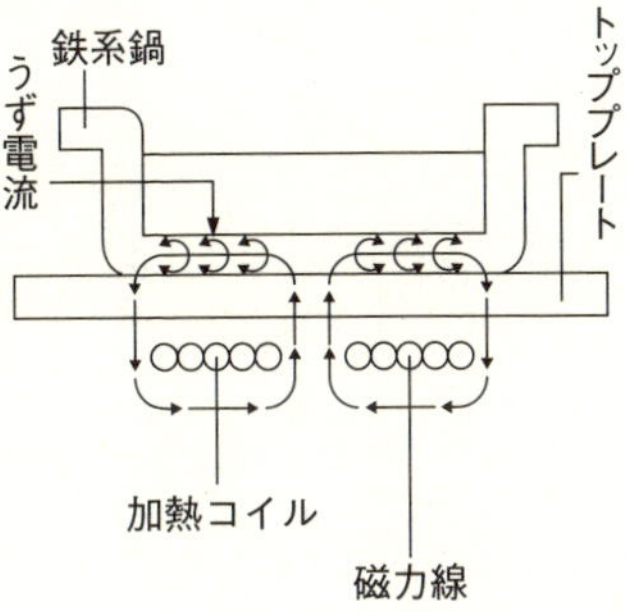

鍋自体が発熱、安全性の高い

インダクションヒーター（IH）

コイルに電流を流すと磁力線が発生します。この磁力線の中に鉄系の鍋類を置くと、無数のうず電流が発生し、鍋自体が電気抵抗によって発熱するのが、インダクションヒーターです。

日立の宣伝パンフレットより

資料11-3　調理中の位置で34.2mGも出る電磁調理器

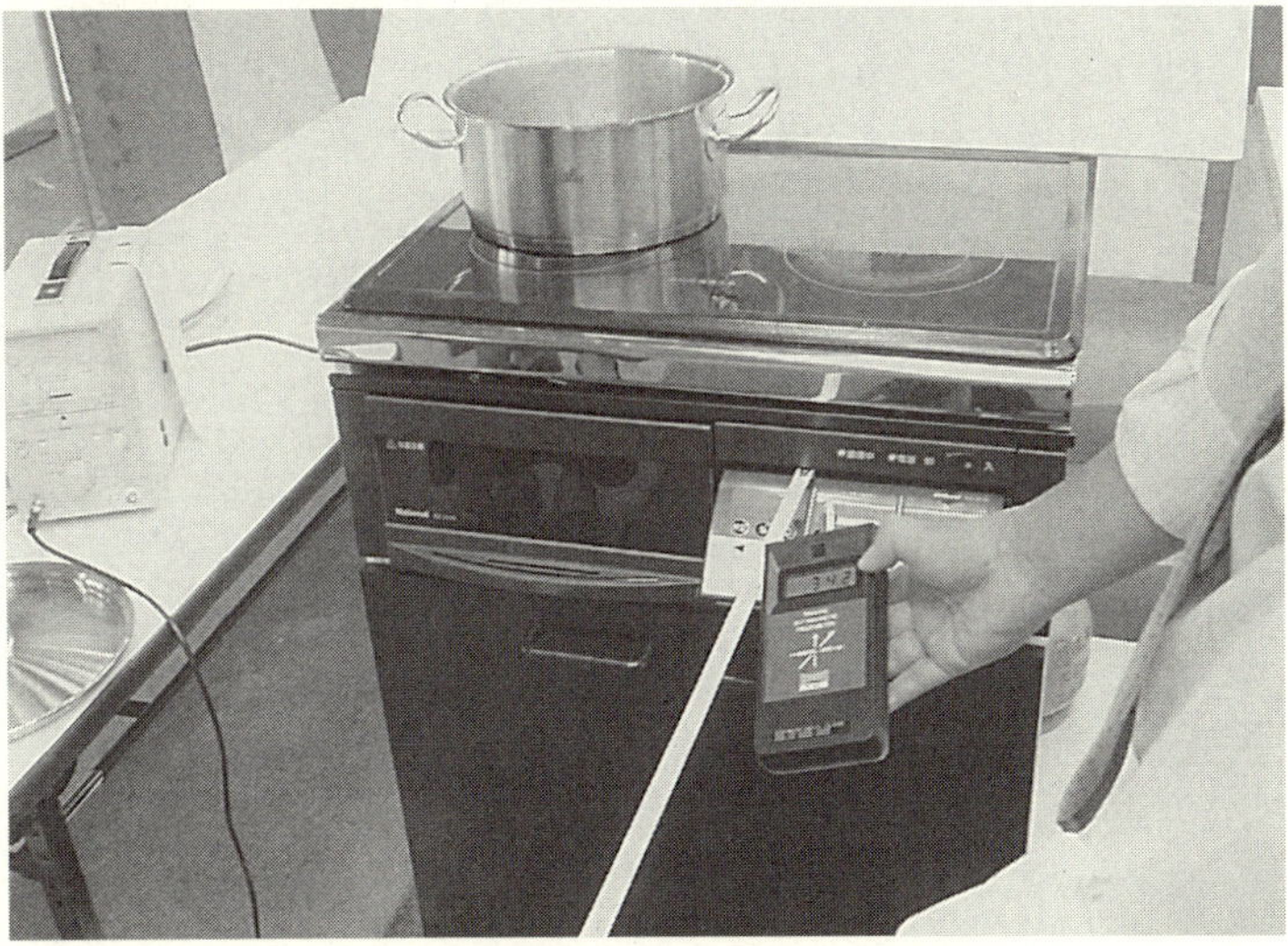

べきだろう。

オフィスの電磁波

パソコン　そもそも電磁波が社会的問題となったきっかけは送電線問題とパソコン問題である位、パソコンと電磁波は関係が深い。パソコンやワープロ、オフコンなど画面をもつコンピュータ機器はＶＤＴ（Visual Display Terminal）といわれる。テレビもＶＤＴの一種だ。

一九七七年、ニューヨーク・タイムズ社で二人の労働者がＶＤＴに従事してわずか六カ月と十二カ月で白内障に罹った。

一九七九年～八〇年にかけて、カナダのトロント・スター新聞社で七人の女性労働者が妊娠したが、そのうち四人が異常分娩であった。四症例のうち二例は湾曲足と口唇裂であった。

一九七九年～八一年にかけて、カナダのカナダ航空搭乗窓口の女性労働者（パート）が一三人妊娠したが、そのうちの半数以上の七人が流産した。

こうした一連のＶＤＴ健康障害事件が多発したことでＶＤＴ（パソコン）と電磁波の関係が注目されるようになった。

資料11―4は、カナダのオンタリオ州の公務員労働組合が出した『ターミナル・ショック』（端末機ショック）と題された報告書だ。この図はＶＤＴから様々な電磁波（Ｘ線、紫外線、マイクロ波、

資料11-4『ターミナル・ショック』より

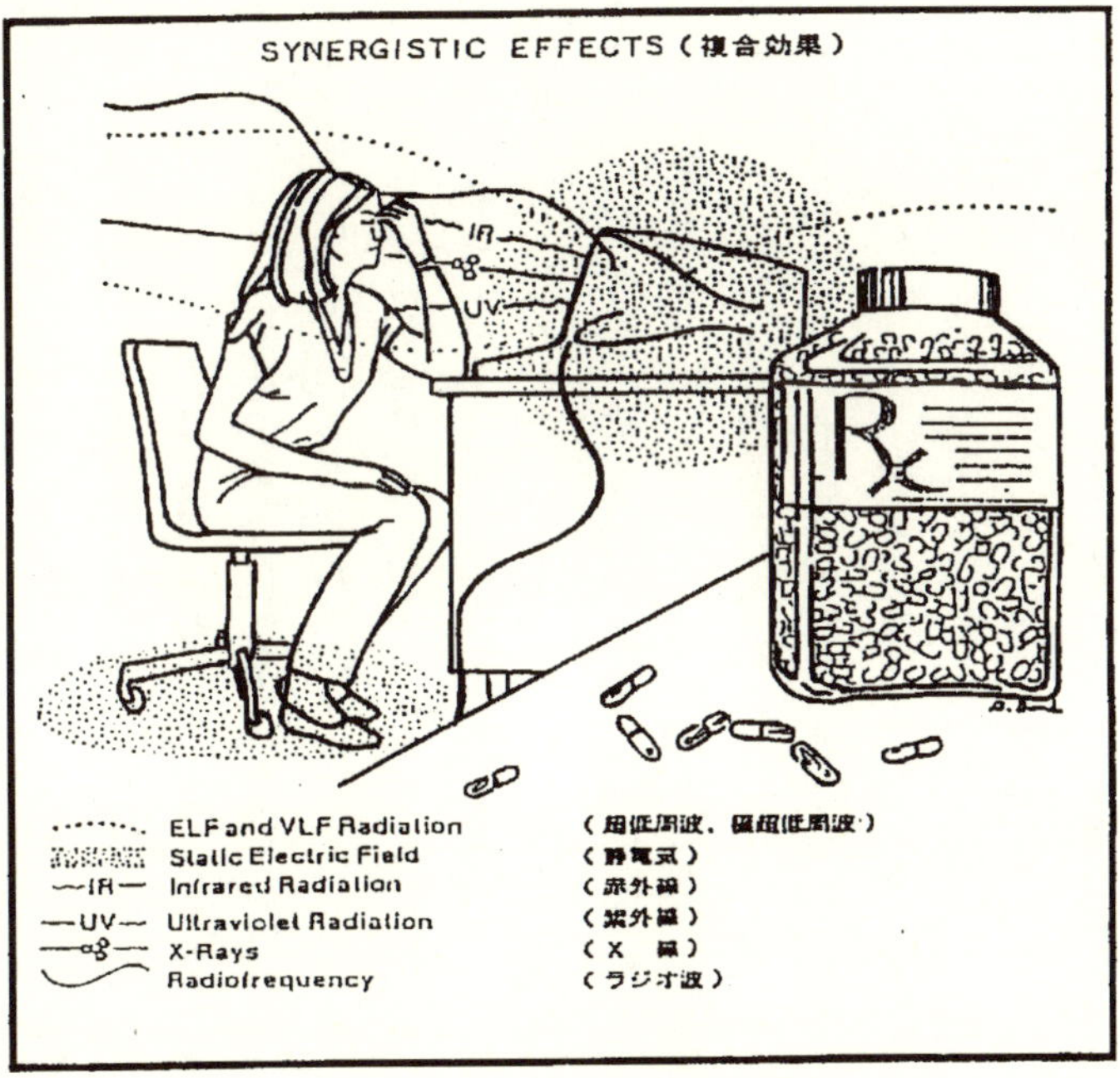

ラジオ波、三万〜六万ヘルツの高周波、極低周波、静電気）が出ているのと、図の右のびんは薬のびんで化学物質を表わしている。つまり電磁波と化学物質の複合汚染で労働者とくに女性の健康が影響を受けていることを示しているのだ。実際、この労組内では女性組合員の流産が多かったので、この報告書がつくられた。先進国では「一日最長四時間、一時間連続従事したら一五分休止、妊産婦の従事禁止、照明空調の改善、椅子は五本足、定期的健診等」のＶＤＴ健康安全基準が採用されている。

今ではパソコンメーカーにと

って、スウェーデンの「MPRⅡ」（今はMPRⅢまで出ているが）という一般的電磁波漏洩基準やTCO（スウェーデンホワイトカラー労組）基準（MPRⅡより更に厳しい）をクリアすることが当たり前になっているが、こうした健康障害事件の多発が原因で出てきた基準なのである。

たしかに最近のパソコンは電磁波の漏洩が一時より少なくなった。しかし「発光体文字をみることによる眼精疲労」「無理な姿勢の継続と目、手指しか使わない局所労働」「一時的に出るトランジェント電磁波や高調波（注参照）の規制がない」等の要因は解決されていない。また、TCO基準で「五〇／六〇ヘルツの電磁波で三〇センチ位置で二mG以下」と規制してもパソコンの前とせいぜい横の規制しかしていないため、オフィスに何台もパソコンが置かれているとパソコンの後部から出る電磁波をパソコンの背後にいる人はたれ流しの状態で受けることになる。

それと「液晶は大丈夫」という説があるが、皆川に言わせると「液晶パソコンもひどいし、ノートパソコンは本当にひどい」となる。結局、画面以外からも電磁波が出ており「マウスからも電磁波が出ていて痛い」という過敏症の人への対策など日本では何もなされていないのだ。

じつは皆川夫妻はパソコンを使う仕事をしている。そのため様々な工夫がパソコンにされている。まずパソコン全体がすっぽり木の枠に収納されている。木の内側には電磁波をカットする特殊なシールド塗料がぬってある。画面の部分はくり抜かれ、ここにはNASA（米航空宇宙局）で使われ、日本でも病院実験施設で使われている分厚い特殊ガラスがはめられている。キーボードとマウスは木枠の外側に置いてあるが電磁波漏洩の少ない機種を選んでいる。

テレビのニュースで見たが、スウェーデンではオフィスのパソコンが鉄のボックスに収納され、使う時だけ画面の部分の扉を開ける仕組みになっていた。

それとオフィスで要注意なのはLAN（ローカル・エリア・ネットワーク＝社内コンピュータネットワーク）対応の配線だ。床下に配線がすっぽり隠れるのが最近の傾向だが、LAN配線から電磁波が漏洩するので漏洩を極小化する対策が是非必要だ。

（注）トランジェント――一時的に強く出る電磁波、とくにスイッチをつけたり切ったりする時に出る。
高調波――使用している倍数、つまり五〇ヘルツなら一〇〇ヘルツ一五〇ヘルツの電磁波も同時に出ている。

コピー機　コピー機はコピーをとる過程で数千ボルトの電圧をかけカーボンを焼きつける仕組みだ。その際オゾンが発生する。オゾン（O_3）は体内に入ると有害なので米国では「コピー機連続運転時のオゾン許容濃度は時間平均で〇・一ＰＰＭ」と規制されている。またコピー機や建材から発生する炭化水素が光と光化学反応を起こし、オキシダントを発生する。このオキシダントは光化学スモッグで知られるように有害である。それに加えてコピー機から通常の極低周波だけでなく紫外線も出る。そのため化学物質と電磁波との複合汚染が発生する。これには換気が重要なのだが最近のビルはインテリジェントビル化して窓が開かない場合が多い。こうなると汚染物質が〝循環〟してしまう。高層ビル、インテリジェントビルのもつ問題点ともドッキングした問題なのである。

変圧設備　ビルの地下が変圧設備となっている場合だと、一階のフロアで働いている人がとくに電磁波影響を受ける。米国の疫学者サミュエル・ミルハム博士は次のような報告をしている。高層ビルは大電力を消費し地下室に変圧器や送配電線が集中しているのが一般的だ。そのため一階のオフィスで働く人は強い電磁波を浴びる。一階には銀行や不動産が入るケースが多い。そのため銀行員と不動産業従業員に健康影響が出ていると考え調査を行なった。米国ワシントン州で一九五〇年から八九年までの四〇年間で二一九の職業のがん死亡率を調べたら男性銀行員は第五位、女性銀行員は六八職業中、同じく第五位だった。死因は睾丸がんと脳がんが白血病等とならんで多かった。また一九九六年にカリフォルニア州のオレンジカントリーの高層ビルを調べたら一階の不動産従業員の八人ががんに罹っていた。地下に一二キロボルトの変圧器が三台あり一九〇mGの磁場が測定された。以上がミルハムの調査だ。

企業は変圧設備の位置と電磁波測定値を従業員に知らせる義務があると思う。皆川夫妻もマンションの変圧設備で発症したことは前述した。

家の外の電磁波

送電線　高圧送電線は第四章と第六章で紹介したが、やはり電磁波公害のチャンピオンの一つである。スウェーデンの国立カロリンスカ研究所が九二年に発表した大規模疫学調査で、二mG以上で小児白血病二・七倍、三mG以上で同三・八倍、と出たことは有名だが、それに加えて最近注目されているのが「エアロゾル問題」である。

英国ブリストル大学の物理学者デニス・ヘンショーは「高圧送電線の電荷が汚染物質を吸い寄せるため、それらの汚染物質が人間の皮膚や吸いこんで肺の中に蓄積され小児白血病や肺がんなどの原因になる」と主張している。汚染物質は放射性物質ラドンなどのエアロゾルを指す。ラドンは空気中に常に存在するが通常の量では問題ないが、それが送電線の電荷で吸い寄せられ異常に蓄積するのだ。ヘンショー理論の妥当性について最近NRPB（英国放射線防護局）が正式に究明に乗り出し注目されている。

資料11―5は千葉県市川市に住むBさんが提供してくれたものだ。二七・五万ボルトの送電線のわきに住む七人がいずれも肝臓がんで死んだ。Bさんの夫もそのうちの一人だ。Bさん宅では一階で一三mG、二階で一九mG測定された。鉄塔と鉄塔の間でちょうど送電線が重味でたれ下がったところにBさん宅はある。

科学技術庁が中心になり国立環境研究所や国立がんセンターらの協力で行なった日本で初の全国規模疫学調査（二〇〇二年八月二十四日新聞各社報道）で「四mG（〇・四マイクロテスラ）以上で小児白血病発症リスク二倍以上」と出て、ますます電磁波の影響が明らかになっている今日、送電線問題は喫緊の課題であることは間違いない。

電磁波とエアロゾルとの複合汚染についても、日本政府はぜひ調べる必要がある。

もちろん皆川夫妻は送電線の近くには行かないようにしている。

変電所　電磁波は電気が動くと磁気が生まれ、磁気が動くと電気が生まれるという電磁誘導がからんで生じる。そのため電圧を上げたり下げたりする変電所は電磁波発生設備の最たるものの一つである。第六章でふれた「メドウ通りの悲劇」でわかるように変電所の人体への影響は大きい。変電所は学校や住宅地の近くに建設すべきでないし、都会では公園の下やビルの下など見えない所に変電所がつくられているので要注意である。どうしてもつくるのであれば、情報公開と住民合意を前提に、立地、シールドを十分すぎるほど行ない、限りなくゼロに近い電磁波低減措置がなされねばならない。とくに学校や住宅地の近くに建設すべきではない。

携帯電話基地局、ＰＨＳ基地局　送電線・変電所と基地局の共通点は、一度つくられたら一日二四時間、三六五日、電磁波が出続けるということだ。よく電力会社は「電気製品の方がよっぽど数値が高い」というが、電気製品は選択の自由があるし、「距離を置く、時間を減らせる」ことが可能だ。だが送電線、変電所、基地局はそれができない。

一方、送電線・変電所と基地局のちがいは、前者が極低周波、後者が高周波という違いのほかに前者は「電磁波の漏洩」で後者は「電磁波の照射」という違いがある。送電線、変電所は遠くなるほど電磁波は減衰するが、基地局は近場より一定の距離の場所（携帯電話基地局の場合一二〇メートルから一五〇メートル付近が最大）の方が強いのとその後もなかなか減衰しない（一キロメートル位離れてもあまり減衰しない）ということがある。

反対に、近場は基地局に設置される電源設備から漏洩する極低周波の影響を受ける。

それだけではない。ビルなど障害物が多い所では基地局から出る高周波（マイクロ波）が乱反射

資料11-5　市川市F地区、高圧線隣接家屋でのガン死亡者数

隣接1軒目だけ合計12軒の家屋での、この20年のガン死亡者の方々。
27.5万ボルトの送電線が上空を通っています。
電磁波は、平成14年4月18、21日に計測。一般家屋の200～300倍を計測。

(参考・都心、山手線沿線家屋を中心に10軒計測。全部0.2未満。0.1前後でした)

	地図記号	死亡月日	病名	死亡年令	電磁波・ミリガウス 1階	2階	死亡時の病院名
1	A	S58	肝臓がん	44歳	12.1	17.7	順天堂浦安病院
2	A	S55.4.6	肝臓がん	56歳	12.1	17.7	
3	D	H4.11	肝臓がん	64歳	19.8	28.6	千葉医科大学
4	E	H8.6.14	肝臓がん	51歳	17.1	24.6	順天堂浦安病院
5	B	H8.12.18	肝臓がん	55歳	14.4	18.8	慈恵医大病院
6	C	H11.1.2	肝臓がん	48歳	13.8	19.0	順天堂浦安病院
7	C	H12	肝臓がん	71歳	18.7	26.6	千葉医科大学

(アンダーラインは、当ラインに5年以上居住され、転居後に死亡された方)

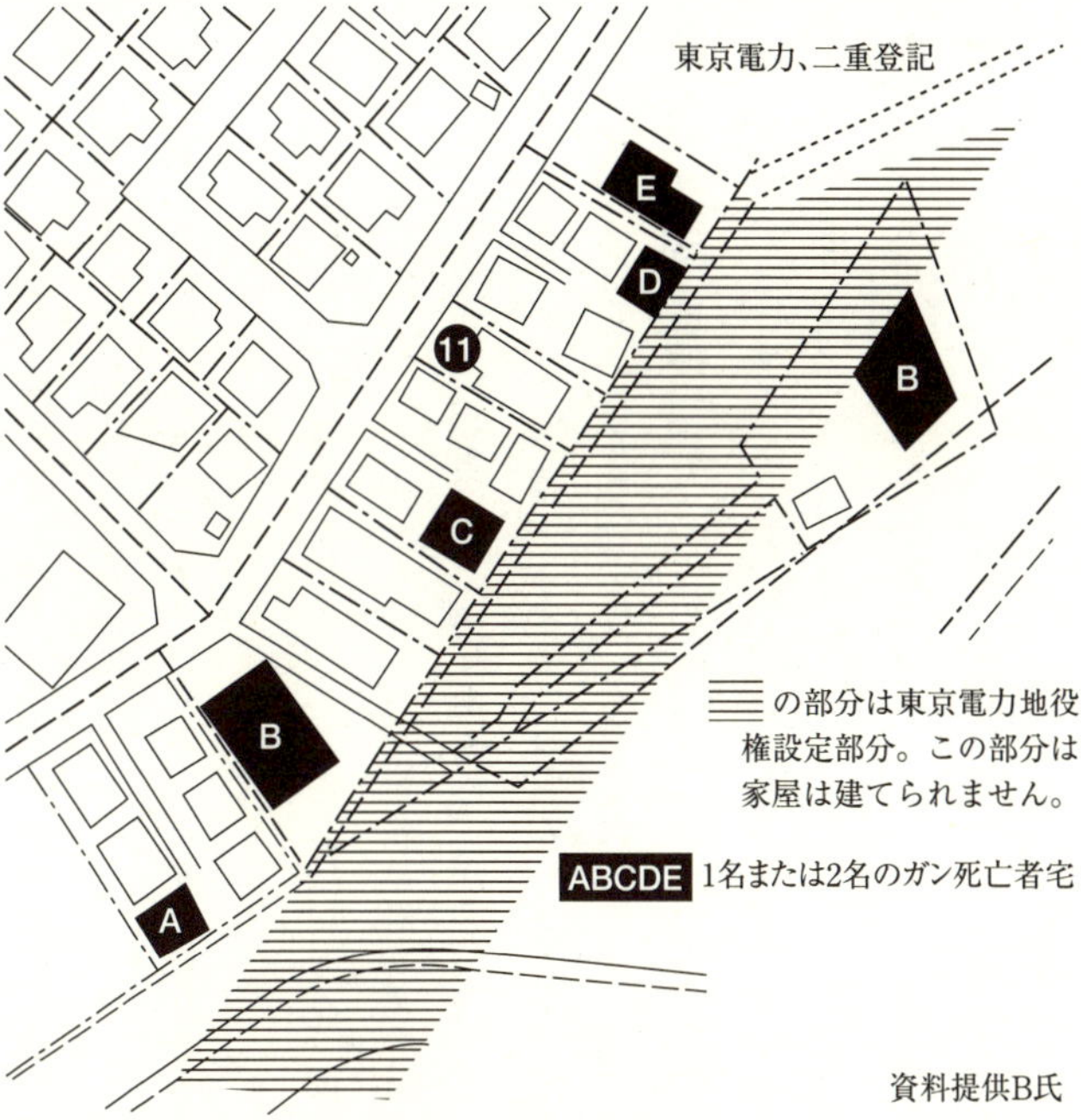

資料提供B氏

して近場でも意外と数値が高い場合がある。

マンションの屋上につくられる基地局の場合は、電源装置を含めると一〇トン前後になるが、このような重いものを屋上に乗せることは、地震ですぐ下の階がつぶれる危険もある。

皆川夫妻にとっては、送電線も変電所も基地局も最悪であり、まずそんな所の近くに住もうとしない。

携帯電話　携帯電話からどの位の電磁波が出ているか測定器がなくてもわかる方法がある。携帯電話がかかってきた時、パソコンやテレビの画面に近づけると画面がゆがむ。携帯電話からそれほどの強い電磁波が出ている。それを頭部に密着して使っているのだ。興味ある外電が最近入ってきた。ＷＨＯの事務局長（トップ）はグロ・ハーレム・ブルントラントという女性だ。ブルントラントはノルウェーの前首相で小児科医出身だ。彼女ははじめ携帯電話を使っていて耳の周辺が熱くなり、次の段階でひどい頭痛が伴うようになり、最後は過敏症になって周囲四メートル以内に携帯電話があるだけで反応してしまう電磁波過敏症体質になってしまった。彼女は「子供に携帯電話は使わせるべきでないし、使用時間を減らすだけでは根本的な対策にならない」と事実上、〝携帯電話拒否〟ともとれる発言をしている。この発言はノルウェーの大新聞『ダグブラデット・ノルゲ』（二〇〇二年三月九日付）の一面トップ記事で紹介されている。あくまで一個人としての意見でＷＨＯ全体の見解ではないというが、なにしろＷＨＯのトップの発言だ。これがＷＨＯに反映されないわけはないと筆者は考えたい。「どうしても携帯電話を使いたいならイヤホンで」これが〝違いのわかる人たち〟の合言葉になるのではないだろうか。

PHS　PHS本体は携帯電話の六分の一から一〇分の一ほどの出力だ。しかし通話ができるほど電磁波を出しているのだし、一・九ギガヘルツ（一秒間に一九億回の周波数）と携帯電話より高い周波数を使うので人によっては携帯電話以上に影響を与えるケースがある。したがって「PHSならいい」というわけにはいかない。同じようなのにコードレスフォンがあるが、これは携帯の六〇分の一から一〇〇分の一ほどの出力だ。それでも長時間あるいはひんぱんに使えば要注意だ。実際、耳が熱くなった人もいる。特に最近のコードレスは親機から相当離れてもかけられるものがある。こんなのはPHSと同じようなものだ。

無線LAN　無線LANとは、オフィスや家庭の情報通信を無線で行なうもので、各家庭や各人の机まで配線しなくてすむのでその分コストが安くなり普及しやすいとメーカー側はみている。周波数は二・四ギガヘルツ（一秒間に二四億回）のものと五ギガヘルツ（同五億回）等複数ある。二・四ギガヘルツで有名なのは「ブルートゥース」だ。

ブルートゥースは、ノキア（フィンランド）やエリクソン（スウェーデン）などの北欧携帯電話メーカーが世界標準規格を提唱し、この分野の主導権を握ろうとして登場した技術で、現在はIBM・インテル・東芝・マイクロソフト・モトローラなど世界の主要企業を網羅して推進されている。

現在のパソコンやテレビ・AV機器の無線（またはリモコン）は赤外線方式だが、これだと一台の機器に一台しか接続できない。それがブルートゥースだと一台で最大七台の機器と接続できる。さらに赤外線と異なり障害物による通信障害も受けにくい。ということで短距離無線技術としてブルートゥースは、携帯電話・パソコン・白モノ家電・AV機器・車載用・各種産業用など幅広い利用が見込まれている（資料11―6）。

だがそこには人体への影響は考慮されていない。二・四ギガヘルツは電子レンジ（二・四五ギガヘルツ）とほぼ同じ周波数である。この周波数は水分の振動にもっともふさわしく発熱効果が高いので電子レンジに使われている。人間も七〇％は水分だ。無線LANで電磁波が多用されるということは巨大な電子レンジの中で暮らすようなものだ。もちろん推進側は「電子レンジと無線LANでは電磁波量が格段にちがう」と主張するだろうが、「人体に安全だ」と言い切れるデータや環境アセスメントがないままで導入される〝見切りと見込み〟の技術なのである。

電磁波過敏症の人たちが中心の「北海道電磁波を考える会」はこの無線LANに危機意識を抱き結成された。

鉄道　鉄道は電気で走る方式のものは当然、電磁波を出す。

専門誌『アメリカン疫学ジャーナル』（二〇〇一年五月十日号）に載ったC・E・ミンダーとD・H・ブフルガーの疫学論文「スイス鉄道従業員の白血病・脳腫瘍と極低周波電磁波被曝」では、操車場労働者の脳腫瘍死亡率は五・一倍、白血病死亡率は二・四倍となっている。スイス鉄道は一六・六六ヘルツの周波数を使っており高被曝者で磁場二五九mGを浴びていた。

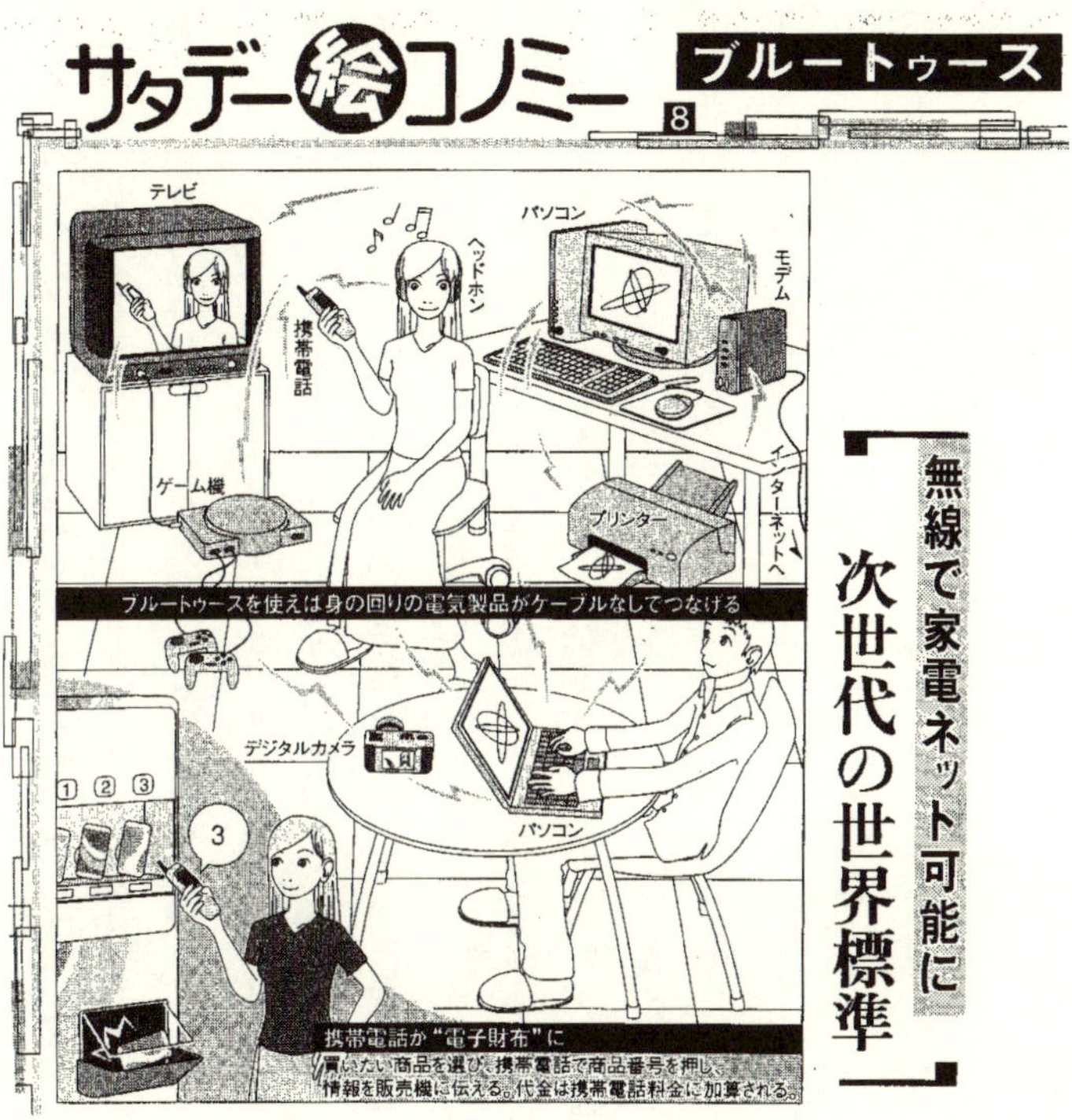

資料11-6　ブルートゥースが普及すると家中電磁波だらけにならないか
（ブルートゥースの記事『読売新聞』2000年6月10日付）

このように鉄道関係者の電磁波影響を示す論文はいくつかある。

概してスピードの速いものほど電磁波は強い。新幹線は強いし、連結部分、窓側がより強い。皆川夫妻は新幹線マックスの二階建て車両の一階部分には乗れないという。レールとの距離が近いためだ。

過敏症の人は電車の車両でモーターのある車両（モハ）やパンタグラフの部分を避ける人が多い。重度になると電車に乗れない。

最近注目されたのは「携帯電話で車両の囲いの中で電磁波が重複、反射し〝通勤電車は電磁波が充満〟」しているという論文だ。東北大理学研究科の本堂毅助手（熱物理学）が日本物理学会誌に載せ、『朝日新聞』二〇〇二年六月三日付で大きく報じられた。

「仮りに車両に五〇人が〇・四W出す携帯電話を一台ずつ持つと車両内の総出力は二〇W。これが車内で乱重複反射するとＷＨＯ（世界保健機関）の協力機関のＩＣＮＩＲＰ（国際非電離放射線防護委員会）の定める国際基準値の数倍に達しうる」という趣旨の論文だ。

電車自体の電磁波プラス携帯電話電磁波とはいやはや大変だ。

皆川慎吾は「電車にのると携帯電磁波が飛び交って痛い」と訴えている。

自動車　「ボルボに乗るとガンになる」とスウェーデンの自動車専門誌（二〇〇二年二月号）が報じ話題になった。専門誌『ビ・ビラガーレ』によると八メーカー、一三台の車の磁場を測定したらボルボの三車種「Ｖ70ステーションワゴン」「Ｓ60セダン」「Ｓ80セダン」が高く、最高でＶ70ステーションワゴンが三〇～七〇ヘルツで一八〇㎎出ていた。原因は車の前部にエンジンがありその近くに発電機を置き、それと後部のバッテリーを車体下でケーブルとつなげていたためケーブルから電磁波が発生した。こうした方式の車（高級車に多い）は多かれ少なかれ電磁波が高いという。他メーカーで最も少ない車でも一〇㎎以上出ていた。

ボルボ社は「最大限、電磁波について取り組む」と声明を出した。

第12章　これならわかる電磁波Q＆A

Q　電磁波と電磁場（界）はちがうものなんですか。

A　同じです。波でみるのか、与えた影響の場でみるかの違いです。外国では高周波を「放射線」といい、極低周波を「極低周波電磁場」といい分けたりもしますが、「電磁波」にかわりありません。

Q　「電磁波」と「電磁場（界）」を混同してはいけない、という人もいます。五〇ヘルツの商用周波数は「波」でないので電磁波じゃないからだそうですが。

A　資料12―1を見て下さい。これは総務省の出した資料ですが、送電線（五〇ヘルツ・六〇ヘルツ）も電波つまり電磁波に入れています。高周波を専門とする人がたまに設問のような誤解をしますが、米海軍は七六ヘルツというほぼ商用周波数域の周波数を使って潜水艦と基地の間で交信しています。六〇ヘルツの場合、波長が五〇〇〇キロメートルにもなりますから「波」ととらえにくいのですが、電磁波なのです。

Q　ミリガウスとかマイクロテスラとか単位がよくわかりませんが。

Ａ　Ｔ（テスラ）やＧ（ガウス）は磁束密度の単位で、磁場の強さを表わすものです。一Ｔ（テスラ）は一万Ｇ（ガウス）、一Ｇは一〇〇〇mG（ミリガウス）です。ですから一mGは〇・一μＴ（マイクロテスラ）になります。ＷＨＯのファクトシートで書かれた〇・四μＴは四mGのことです。

Ｑ　極低周波と高周波のちがいを説明して下さい。

Ａ　極低周波は、英語の「ELF-EMF = Extremely Low Frequency - Electric Magnetic Field」の訳です。「極端に低い周波数の電磁場」のことで、超低周波と訳す人もいます。フィールドを「場」と訳すか「界」と訳すかも違いはありません。高周波は「RF/MW Radiation」の訳で「ＲＦ／ＭＦ」は「Radio Frequency / Micro Wave」のことです。「無線周波数／マイクロ波・放射線」と訳されます。「極低周波は周波数三〇〇〇ヘルツ以下、高周波は一〇キロヘルツ以上三〇〇万メガヘルツ以下」と細かく言う人もいますが、要は送電線・電化製品で使うのが極低周波で、ケータイ・電子レンジ・ラジオ波・テレビ波で使うのが高周波です。資料12―2が「電波」の種類と利用例です。

Ｑ　変動磁場と静磁場はどう違うのですか。

Ａ　地球には平均で五〇〇mG（ミリガウス）の磁場がありますが、Ｎ極とＳ極が動かない静磁場です。直流から生まれるのが静磁場です。変動磁場はＮ極とＳ極が交互にかわるもので交流から生まれます。私たち人間は地球磁場（静磁場）には馴化していますが、変動磁場には弱いとされています。二mG、三mGの変動磁場が問題になっているのはそのためです。ただし静磁場でも

資料12-1　送電線も携帯もX線もみんな電磁波

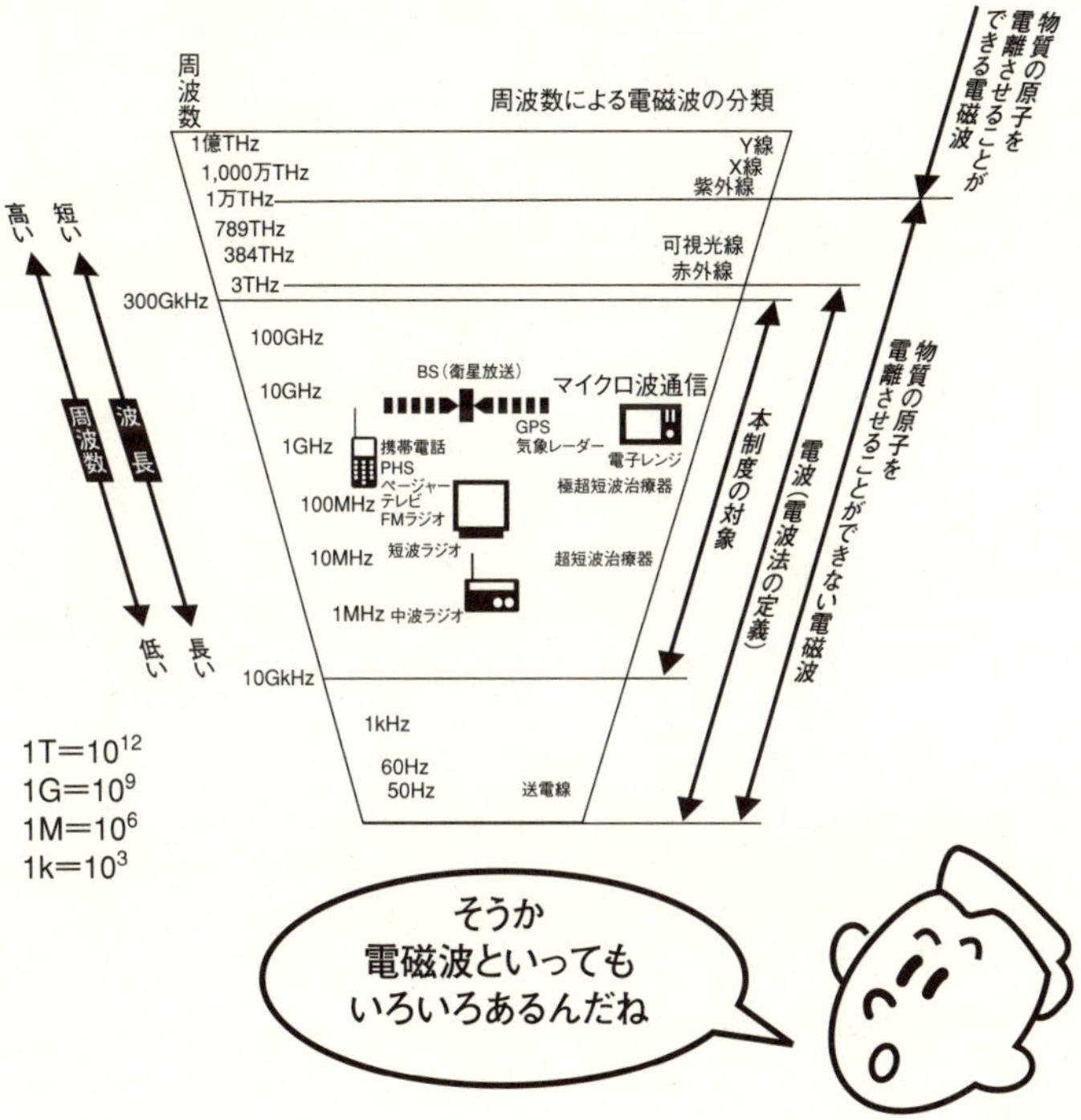

総務省発行のパンフより

強すぎると人体に悪影響となります。

Q　電場は安全なのですか。

A　磁場が問題になっているのは事実ですが、カナダのオンタリオ水力発電所の疫学調査では二〇年以上勤務の労働者が「電場強度一〇〜四〇V／m」を被曝すると白血病リスクが八〜一〇倍と出ました。オタワ大学のポール・ビルヌーブと前トロント大学のアンソニー・ミラーの研究です。磁場の疫学調査が多いのですが電場も要注意なのです。電磁波過敏症の人で電場に反応する人も多くいます。

Q　電場（界）強度、磁場（界）強度、電力密度の関係がよくわかりません。

A　たとえば携帯電話は一・五ギガヘルツの周波数を使います。一秒間に一五億回の周波数です。こういう高周波だと電場と磁場は一体化して出てきますので電力密度（μW／cm²。マイクロワット／平方センチ）で表わします。一方、極低周波は五〇ヘルツの場合、波長が六〇〇〇キロメートルです。宇宙ステーションから見たら電場と磁場は交互にからみ合う波として一体化しているのがわかるのですが、生活の場では電場（V／m。ボルト／メートル）と磁場（mG）は波長が長すぎるので別々に出てきたように見えます。そのため極低周波は電場と磁場を分けて測定するのです。

Q　携帯会社はなぜ、電界（場）強度の数値を出し電力密度を示さないのですが。

A　電力密度の実測数値を出させて下さい。電力密度と電界強度は

「（電力密度 mW/cm²）＝（電界強度 V/m）²÷3770」

の式で表わせますが、デジタル波ではアナログ波とちがって電力密度を小さく見せることが可能です。資料12―3がその図です。図の①と②は電界（場）強度は同じですが、本当は電力密度だと三倍も①の方が高いのです。デジタル波ではこのようにごまかすことが可能ですから電力密度の実測値を出させることが大事です。

資料12-2　電磁波の種類と利用例

呼称			周波数 波長 範囲	主要な発生源
	サブミリ波		300〜3000GHz 1〜0.1mm	
EHF	ミリ波		30〜300GHz 10〜1mm	各種レーダー
SHF	センチ波	マイクロ波	3〜30GHz 10〜1cm	電気通信事業用マイクロウェーブ中継、航空・船舶・気象用レーダー、電波高度計、スピードメーター、衛生放送・電子レンジ
UHF	極超短波	マイクロ波	300〜3000MHz 100〜10cm	テレビジョン放送、電気通信事業、携帯電話、タクシー無線、列車公衆電話、自動車電話、航空機公衆電話、航空・気象用レーダー、衛生通信、気象衛星、電子レンジ
VHF	超短波		30〜300MHz 10〜1m	テレビジョン放送、FM放送、国際海上無線電話、ポケットベル、アマチュア無線
HF	短波		3〜30MHz 100〜10m	短波放送、国際放送、国際通信、電気通信事業、警察・海上保安・船舶および航空機の通信、市民ラジオ、アマチュア無線
MF	中波		300〜3000kHz 1000〜100m	ラジオ放送
LF	長波		30〜300kHz 10〜1km	気象通報、船舶・航空機用通信
VLF	超長波		3〜30kHz 100〜10km	電磁調理器
ELF			3〜3000Hz 10^5〜100km	家庭電気製品、高圧送電線
ULF	極超長波		0.03〜3Hz 10^7〜10^5km	

ULF＝Ulutra Low Frequency
ELF＝Extremely Low Frequency
VLF＝Very Low Frequency

Q　一mGとはどの位の量なのですか。

A　『ニューヨーク・タイムズ』が「コーヒーメーカーから一mG出ます。あなたは電磁波を避けますか、コーヒーをとりますか」と以前報じたことがあります。一mGは蛍光灯から一・五メートルほど離れた位の微弱な量です。

Q　電力会社は五〇ガウスまで安全だとＷＨＯの資料を使って言ってますが本当ですか。

A　ＷＨＯ（世界保健機関）が一九八七年に出した「環境保健基準69」の中で「五〇ガウス以下の五〇／六〇ヘルツ磁場では有害な生物学的影響は認められていない」とあるのを使って、電力会社は五〇ガウスつまり五万mG以下は安全といっています。しかしＷＨＯの国際ＥＭＦプロジェクトの共同責任者マイケル・レパショーリ（レパチョリ）は「五〇ガウスはＷＨＯの正式な基準ではない」と言っています。いま二〇〇五年に向けてＷＨＯは新しい環境保健基準づくりに着手していますが、その過程でＷＨＯのＩＡＲＣ（国際がん研究機関）が二〇〇一年六月二七日に「極低周波磁場の発がんリスク２Ｂ（ヒトに対して発がん性の可能性あり＝possible）」に分類することを全会一致で決めたのです。その根拠は「四mGで小児白血病リスク約二倍」という疫学調査結果から引き出しました。四mGは五〇ガウスの一万二五〇〇分の一です。もう五〇ガウスを持ち出す時代ではないのです。

Q　電力会社は「五ガウス」とか「一ガウス」もよく説明会で使いますが。

A　五ガウスは同じ八七年の「環境保健基準69」の中でＷＨＯが「五〇〇〇mG（五ガウス）以下で

資料12-3　電力密度と電界（場）強度の関係

$$mW/cm^2 = (V/m)^2 \div 3770$$

なお、電界強度と電力密度との関係をみる際は、デジタル式の場合圧縮しているので以下のように数値が低く出るケースもあるので、「電界強度」だけでなく「電力密度」も同時に測定するほうがいいと荻野晃也先生からアドバイスがありました。（つまり電界強度から計算して電力密度を出すのではなく、電力密度ではじめから測定するなり聞くべきです。）

①	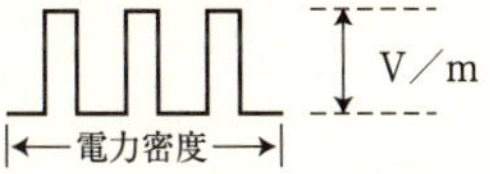	左のケースでは①と②で電界強度（V／m）は同じ値で出ますが電力密度では①は②の3倍となります。「圧縮」が可能だからでアナログではない現象です。
②	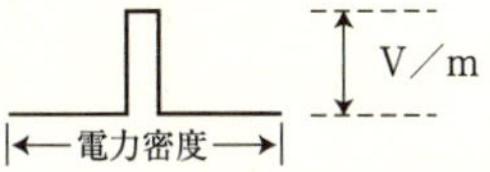	

必ず上のようなケースがありえるわけではなく、デジタル化ではそうした低く数値を示すことが可能という意味で「電力密度」と「電界強度」と「電流密度」とが実測で一定の関係式で合致するならば、ごまかしはありません。

は、いかなる生物学的影響も認められない」と書いてあるのを電力会社が「安全の根拠」として使っているのです。これも五〇ガウス同様「正式な基準ではない」のです。一ガウスはＩＣＮＩＲＰ（国際非電離放射線防護委員会）が決めたガイドラインです。いずれにしても電磁波の熱作用しか念頭にない頃の数値です。その後研究がすすんで非熱作用である「四mG説」が出ているのです。

Q　携帯中継基地局の一五〇メートル付近が一番危いといいますがどうしてですか。

A　アンテナは「ビームチルト」といって水平より五度から一〇度ほど下に向けてマイクロ波を発射します。チルト角度によりますが基地局から一五〇メートル付近が電力密度が高いのです。電磁波は「リンゴの輪切り」のように一定間隔ごとに強弱の波が出るので、三五〇メートル付近も強くなります。このようにアンテナの高さ、出力数、チルト角度がからむので実測しないと「距離と電力密度の関係」は一概にはいえません。

Q　総務省が「一mW／㎠」を法規制基準としていますが、安全とする根拠はなんですか。

A　総務省は二〇〇〇年十月から電波法施行規則を一部改正し基準値を設けましたが周波数毎に基準値は異なります。一・五Gヘルツ以上は電力密度（総務省は電力束密度といいます）「一mW／㎠」です。三〇〇M《メガ》ヘルツから一・五Gヘルツの領域の電力密度は「周波数／一五〇〇」の計算式で出され、〇・八Gヘルツの携帯電話の電力密度基準は「〇・五三mW／㎠＝五三〇μW／㎠」です。総務省は電磁波の熱作用を安全の根拠にしています。

Q　M（メガ）とかG（ギガ）とかμ（マイクロ）がよくわかりません。

A　資料12―4をみて下さい。日本語は四ケタずつ単位（万・億・兆）がかわりますが、国際的には三ケタ単位なのです。

Q　電力会社は「全米科学アカデミーは電磁波は健康に有害であるという証拠は認められない」といっている、といいますが本当ですか。

A　九六年に「全米科学アカデミー・米国研究評議会（NAS・NRC）」が電磁波は安全である、と声明を出したと電力会社はいうのですが正しくありません。米国研究評議会は全米アカデミーと医学研究所が参加する約六〇〇〇人の会員で構成されていますが、そこが分科会員四六人で作成したのが九六年の声明です。七九年のワルトハイマー論文以降の一七年間の約五〇〇〇件

資料12-4　単位の見方—3ケタずつ単位がかわる

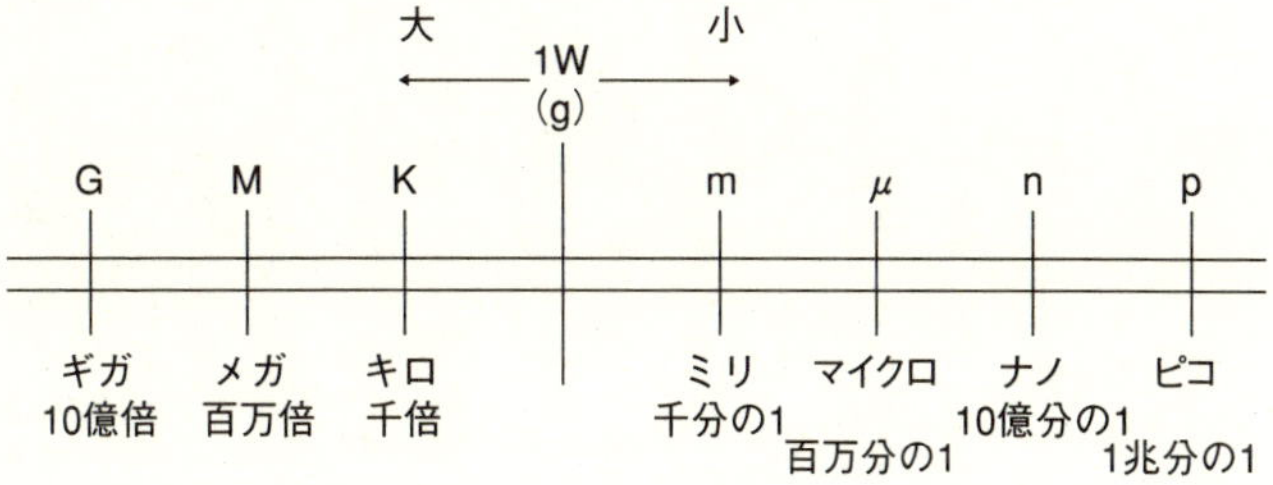

の論文・研究を検討したものです。結論は「電磁波の人体への影響の因果関係は明らかになっているわけでなく一貫性のある結果も得られていない。更なる研究が緊急に必要だ」といっているのであって、どこにも「安全」とは書いていません。

Q　携帯会社はオーストラリアの「ホッキング論文は問題がある」といっているのですが、どうなのでしょう。

A　携帯会社は、電波塔から四km以内と一二km以遠の比較で四km以内の住民のリンパ性白血病が二・七四倍になったホッキング論文は、発症者が三九人と少なくデータ不足なので、確定的でないといってます。それならこの日本で大規模な疫学調査をすればいいのです。自らは疫学調査をしないで批判だけするのはフェアな姿勢とはいえません。

Q　電力会社はカロリンスカ研究所報告は発症者の数が少ないので、あてにならないといっているそうですが。

A　スウェーデンのカロリンスカ研究所の九二年の報告は四三万人以上を対象とした大規模な疫学調査です。小児白血病は珍しい病気（一万人に三～四人の発症）だし、スウェーデンは元々送電線の下にあまり人家はない国だからケース（発症者）も少ないのです。他国の調査のケチをつける前に電力会社は自ら疫学調査をすべきです。送電線の下に学校がある〝野蛮〟な日本なのですから。

科学技術庁を中心に九九年度～二〇〇一年度の三カ年で白血病の子ども約三五〇人を対象に実施した日本初の全国疫学調査で「四mG（〇・四μT）で小児白血病二倍」の結果が出ましたが、電力会社はこれをどうみるのでしょうか。

Q　ザルツブルグ基準値とはどういうものですか

A　オーストリアのザルツブルグで提案されている高周波基準値で「電力密度〇・一μW／cm²」という低さです。この値は日本の「一mW／cm²＝一〇〇〇μW／cm²」の一万分の一です。ザルツブルグはモーツアルトの生誕地で、ミュージカル『サウンド・オブ・ミュージック』の舞台となった音楽の都であり、かつ環境都市で知られています。ザルツブルグで二〇〇〇年六月、「携帯電話基地局の健康問題に関わる国際会議」が開催され、ザルツブルグ基準値が話題になりました。この基準値は議会に提案中でまだ規制値ではありませんが、一種の〝紳士協定値〟としてザルツブルグ当局は携帯電話会社に守るよう呼びかけています。

また、オーストラリアのフォローゲン州ではザルツブルグ基準値より一〇〇分の一厳しい「電力密度〇・〇〇一μW／cm²」を同じく提案中です。

この値は日本の基準値の一〇〇〇万分の一という厳しさです。

Q　総務省が二〇〇一年一月三十日に「生体電磁環境研究推進委員会中間報告」を発表し、「高周波は健康に影響を及ぼすという確固たる証拠は認められない」としていますが。

A　だからといって「安全であるという確固たる証拠」も示せなかったのも事実です。巻末の資料で総務省の要旨と電磁波問題市民研究会の見解を載せましたのでみて下さい。

Q　**電磁波防護グッズは本当にシールドできるのでしょうか。**

A　電磁波のシールドは簡単ではありません。特に極低周波磁場はほとんどカットできません。コンクリートも突き抜けるのですから。携帯電話についても小さな丸いシールを貼れば電磁波を九九％カットできるという商品がありますが、高周波は極低周波磁場ほどの難しさはありませんが、かといってそれほど簡単ではありません。小さい丸いシールではカットできません。電磁波問題市民研究会は三〜四年前に一部防護グッズを「不正表示」として公正取引委員会に告発したところ、公取委も私たちの主張を認めました。米国のＦＴＣ（連邦取引委員会）や英国のＤＴＩ（通産省）も「携帯電話電磁波シールドは効果なし」とし、米ＦＴＣは販売業者の告訴まで踏み切っています。「防護グッズに頼るのでなく、被曝時間を減らし、距離をはなすのが基本」です。ただし過敏症の人で電場に反応する人はシールド商品でよくなるケースもあります。個人差が大きく自分に合う合わないは一概にはいえませんが。たとえそうであっても極低周波磁場は防げませんので安全とはいえません。

Q　『私たちはなぜ科学にだまされるのか』という本で電磁波の影響などないと書いてありまし

たが。

A　米国物理学会のワシントン事務局長をしているパーク博士の本で日本でも翻訳されています。一般的に物理学者や工学者は電磁波の影響を認めず、医者や生物学者が影響を問題にしています。五〇ヘルツ六〇ヘルツの極低周波は太陽光線エネルギーの一〇兆分の一という微弱さのため物理学では理解しにくいのでしょう。反対に生物学者はメカニズムなど不明でも現実に電磁波で生物に影響がでているのを見ているのです。物理学者たちが熱作用しか認めないのも「短期急性影響」しかみようとしないからです。でも最近、MIT（マサチュセッツ工科大）のジェイムズ・ウィーバー博士が、二〇〇〇年六月八日号の『ネイチャー』で「ある条件下では一〇mG程度でも生体は感受するだろう」と論文を発表しました。ウィーバー博士は従来、極低周波の生体への影響を否定する急先鋒の学者でした。

Q　日本の規制基準値はあるのですか。

A　高周波については、電波防護基準値として「一・五Gヘルツで一mW／cm²」ということはすでに述べましたが、極低周波については磁場規制は全くありません。スイスは二〇〇〇年二月から「一〇mG」基準をつくっていますが日本ではありません。電場規制については経済産業省が「三kV／m」の基準をつくっています。商用周波数は経産省の管轄です。「三kV／m」というのは「やや髪が逆立つ程度」というのですからひどい国です。

Q　電磁干渉についておしえて下さい。

A　電磁干渉は国も認めています。資料12―5のように乱・雑電磁波障害の例はいくつもあります。とくに携帯電話は電磁波が強く医療機器に悪影響を与えます。最近注目されているのは図書館やビデオショップにある盗難防止装置のセンサー装置です。ゲートを老人がゆっくり通ったら心臓ペースメーカーがリセット状態になりました。盗難防止装置は機器への干渉だけでなく人体への影響も問題です。外国では子供は背が低いので頭部にセンサーが命中しますし、近くで働いている従業員の被曝量も相当なものです。米ユタ大学のオム・ガンジー博士は盗難防止装置からICNIRP（国際非電離放射線防護委員会）の基準値「六〇ミリアンペア／m²」を超える量が出ていると警告しています。

無線LANや電灯線インターネットのように大容量の情報を無線で飛ばすのも電磁干渉をひき起こす危険が大です。電灯線インターネットはハム愛好家を中心に「混線する」と反対され、総務省は「一時凍結」としましたが、「ブロードバンド時代」は電磁干渉時代でもあるのです。

Q　どの位なら安全なのですか。

A　『クロス・カレント』の著者ロバート・ベッカー博士は「極低周波で〇・一mG説」をとっています。過敏症の人は「〇・三mGから反応する」といってますから〇・一mGは妥当な線です。高周波については、ワルウィック大学のハイランド教授が「理想的には電力密度〇・〇〇一μW／cm²以下でなければならない」と言ってます。要は過敏症の人が安心して暮らせることが必須条件です。

Q　どういう対策をとるべきですか。

A　国が大規模な健康調査をすることと、当面、極低周波については「四mG以上」の子供のいる居住環境の改善と、高周波についてはザルツブルグ基準の「〇・一μW／cm²」以上になる基地局等の建設の凍結です。とくに学校、幼稚園、保育園、住宅、病院の近くに電磁波発生源としての送電線、変電所、基地局の建設を規制すべきです。

建設にあたっての住民同意の原則の確立も大切です。個人においても身の周りの電気製品や電気配線にもっと注意を払うべきです。基本はあくまで「発生源から離れること」と「被曝時間を減らすこと」です。

Q　将来的にはどんな社会をめざすべきでしょうか。

A　一言でいうと「持続可能な循環型社会の構築」です。環境問題は電磁波だけではありません。地球温暖化、ごみ問題、ダイオキシンをはじめとした有害化学物質問題、オゾンホール問題等皆、絡んでいるのです。限りある資源の地球で持続可能であるためには、資源採掘の極小化、汚染物質への環境放出規制、エネルギー消費の極小化、ゼロエミッション（ごみゼロ化）など多岐にわたる課題があり、それらと関連づけて取り組むべきです。

電磁波でいえば、交流から直流への転換、電力生産地と消費地の分断（そこから送電線問題が起こる）をやめるための電力生産と消費の近接化、石化・原子力エネルギーでなく自然エネルギー（太陽光、風力、波力、地熱）への転換、などです。

資料12-5　乱・雑電磁波障害の実例

障害実例	原因（未確定も含む）
オートマチック車の急停車・急発進	アマチュア無線その他の電波による制御系障害
石油系プラントの停止	トランシーバー電波による制御系障害
国鉄（現JR）東北線東鷲宮駅で電車の全ドア開く	AM放送波による制御系障害
国道沿いのマンションの電子錠前外れ、盗難発生	通信（違法無線）による誤動作
布地検査機の近くのパソコン誤動作	布地の静電気放電による誤動作
列車無線障害、電車遅延	テレビゲームの電波漏洩
航空機管制レーダー妨害	家庭用テレビのブースター発振
タクシー料金メーター誤指示	電車のパンダグラフのスパーク
溶鉱炉鉄鍋傾斜、死亡事故	ともにクレーンのスイッチ火花の電磁波による制御障害
ロボット旋盤突然回転、死亡事故	
心臓ペースメーカー動作不全	ショーウィンド盗難防止機の電波

（長谷川伸ほか『電磁波障害』より）

電磁波を減らしても化学物質を摂取する生活では健康は守れません。真の意味でエコロジカルな社会にしていかなくてはならないのではないでしょうか。

Q　電磁波問題市民研究会とは

A　一九九六年十月に「ガウス・アクション」として発足し、その後「電磁波問題市民研究会」に名称変更しました。目的は市民の立場から電磁波に関する問題点の把握と、日本に「慎重なる回避対策」あるいはそれをさらにすすめた「予防原則」が確立するように取り組んでいる市民団体です。

活動としては、①月一回の定例会、②年六回のニユースレター『電磁波研会報』の発行、③随時の学習会開催、④学習会講師派遣、⑤省庁・業界との交渉、等を行なっています。会の目的（趣旨）に賛同し、会費を納めれば誰でも入会できます。会費は年二〇〇〇円（二〇〇二年十一月現在）です。

電磁波問題市民研究会

代　表　野村修身　　事務局長　大久保貞利

事務局　〒二七二―〇一三七　千葉県市川市福栄四―二八―一九　大久保方（自宅）

TEL　〇四七―三九七―七一二三（夜九時以降）

FAX　〇四七―三九七―七二二三

会　報　『電磁波研会報』を隔月発行

会　費　年二〇〇〇円（二〇〇二年十一月現在）

定例会は毎月第三水曜日午後六時半〜主に「新宿消費生活センター」で開いています。

ホームページ　http://www.jca.apc.org/tcsse/index-j.html

郵便振替　〇〇一四〇―六―一四九五六四

電磁波問題市民研究会

第6部　資料

WHOファクトシートN—263

二〇〇一年一〇月三日発表
（翻訳　大久保貞利）

電磁場（EMF）と公衆衛生

極低周波電磁場とがん

世界保健機関（WHO）は、一九九六年にEMF曝露による健康問題を取り扱うため「国際電磁場（EMF）プロジェクト」を発足させた。このEMFプロジェクトは現在、静電磁場と極低周波電磁場の曝露に関する研究結果の再評価（レビュー）とリスク評価（アセスメント）を行なっている。WHOは二〇〇二年〜二〇〇三年に、極低周波電磁場曝露によるすべての健康影響の評価を行なう計画である。

電気が送電線や配電線を通って運ばれたり、あるいは電気器具で使われる時はいつでも電線や電気器具の周辺に電場と磁場の両方が発生する。その時使用される商用周波数は五〇ヘルツか六〇ヘルツである。電気の使用は日常生活の一部となっている。しかしながら、そのような商用周波数あるいはそれ以外の極低周波数の電磁場が発がん性をもつのか否かが問題になってきている。

国際がん研究機関〈IARC〉（WHOのがん研究専門機関）はこのほど、極低周波電磁場がヒトに対してがんの原因になりうるかどうかを証拠の度合いにもとづいて分類することで、WHOの健康リスク評価手順の第一段階を実

施した。(http://monographs.iarc.fr/)

このファクトシートは、二〇〇一年六月のIARCや二〇〇一年五月のオランダ保健審議会、および二〇〇一年三月の英国放射線防護局専門家諮問小委員会(AGNIR)、によって行なわれた静電磁場と極低周波電磁場の健康影響に関する最近の再評価研究結果によって更新された情報提供である。本文書はWHOファクトシート二〇五を補足するものである。(http://www.who.int/emf/)

IARC評価

二〇〇一年六月にIARCの科学専門家ワーキンググループは、静電磁場と極低周波電磁場の発がん性に関する研究結果の再評価を行なった。ヒトの証拠、動物の証拠および実験的証拠、を比較評価したIARCの分類基準を使うと、極低周波磁場は小児白血病の疫学研究に基づき「ヒトに対して発がん性の可能性あり(possibly carcinogenic to humans)」と分類された。小児白血病以外のすべてのがんは子供・大人を問わず、その証拠は科学情報が不十分あるいは一貫性がないので分類できないとされた。またその他の曝露タイプ(たとえば静電磁場や低周波電場)も同様の理由で分類できないとされた。

「ヒトに対して発がん性の可能性あり(possibly carcinogenic to humans)」は、対象の因子(agent)が、ヒトに対する発がん性が限定的証拠であり、動物実験での発がん性の証拠が十分でない場合に適用される分類である。

この分類は、IARCが公表された科学的証拠に基づき発がん性の可能性を分類するのに用いる三つの分類[「ヒトに対して発がん性あり(carcinogenic to humans)」「ヒトに対しておそらく発がん性あり(probably carcinogenic to humans)」「ヒトに対して発がん性の可能性あり(possibly carcinogenic to humans)」]のうち、もっとも弱い分類である。IARCによってこれまでに分類された因子のうち有名なものをいくつか次頁の表に示す。

極低周波電磁場はがんの原因であるか？

極低周波電磁場は、電場と電流を誘導することで生体細胞組織に影響することが知られている。これが、極低周波電磁場において現在まで分かっている唯一の作用メカニズムである。しかし、私たちの身のまわりにふつうに存在する極低周波電磁場によって誘導される電流は、心臓の鼓動を調節する際に発生する電流のような体内で自然発生する最も強い電流に比べるとはるかに低いものである。

商用周波数磁場曝露と小児がんとの関係を提起した疫学研究が初めて発表された一九七九年以降、測定された極低周波電磁場曝露が、がんとりわけ小児白血病の発生に影響するのかどうかを見極めるため、数多くの研究が実施されてきた。

生活環境における極低周波電磁場の曝露が、ＤＮＡなど生体内分子に直接損傷（ダメージ）を与えるという一貫した証拠はない。極低周波電磁場が「がん発生因子（イニシエーション）」とは考えにくいので、多くの研究調査は、極低周波電磁場曝露が「がんの促進（プロモーション）」または「共促進（コー・プロモーション）」に影響するかどうかを見極めるため実施されてきた。これまで実施されてきた動物研究結果では、極低周波電磁場はがんの発生も促進もしないことが示されている。

しかしながら、疫学研究に関する最近の二つのプール分析は疫学的証拠に洞察をもたらし、そのことがＩＡＲＣ評価に重要な役割を果たした。二つの研究は平均磁場曝露が〇・三〜〇・四マイクロテスラ（三〜四ミリガウス）を超える住民は、それより低い磁場曝露の住民に比べて小児白血病が二倍発症する、と示している。多くのデータベースがあるが、小児白血病の発症増加が磁場曝露が原因かまたは他のなんらかの因子が原因なのかについては、まだ特定されていない。

小児白血病は、毎年〇歳〜一四歳の子供一万人中、四人が罹るという稀な病気である。また居住において〇・三〜

表　IARCにより分類された有名な因子の例

分　類	因　子　例
ヒトに対して発がん性あり（carcinogenic to humans）（通常、ヒトに対する発がん性の強い証拠に基づく）	アスベスト、マスタードガス（毒ガス）、タバコ（タバコと噛みタバコ）、ガンマ線
ヒトに対しておそらく発がん性あり（probably carcinogenic to humans）（通常、動物への発がん性の強い証拠に基づく）	ディーゼルエンジン排ガス、太陽灯（皮膚病治療用の紫外線発生装置）、紫外線、ホルムアルデヒド
ヒトに対して発がん性の可能性あり（possibly carcinogenic to humans）（通常、ヒトに対する信頼し得る証拠に基づくが、それ以外の説明を除外できない場合に用いられる	コーヒー、スチレン、ガソリンエンジン排ガス、溶接ガス、極低周波磁場

〇・四μT以上の平均磁場曝露を受ける住民も稀である。疫学研究結果によれば、二四〇ボルトの電力供給を受ける住民のうち一％以下がこれに該当し、一二〇ボルトの電力供給の国ではもっと高くなるかもしれない、と推定されている。

ＩＡＲＣの再評価は、極低周波電磁場はがんリスクの原因となりうるかどうかの問題を検討している。プロセスの次の段階は、通常の曝露環境下においてがん発生の見込みを推定することと、がん以外の他の疾病の証拠を評価することだ。このリスク評価は、ＷＨＯによって今後一八ヵ月以内で完成される予定だ。

国際的ガイドラインについて

すべての種類の電磁場の曝露基準についての国際的ガイドラインは、国際非電離放射線防護委員会（ＩＣＮＩＲＰ）によってつくられてきた。ＩＣＮＩＲＰは、ＷＨＯと公式的な関係をもつ非政府組織（ＮＧＯ）であり、ＷＨＯ国際電磁場プロジェクトのパートナーである。電磁場曝露に対するＩＣＮＩＲＰガイドラインは、あらゆる科学を広範囲に評価調査したことに基づいて作成されるが、その基準値は短期の急性曝露と関係する健康影響の防止を意図して設定されている。これは、ＩＣＮＩＲＰが極低周波電磁場の発がん可能性について、曝露に対する定量的基準を設定するには科学的情報が不十分であるとみなしているからだ。

いくつかの国の対応について

発がん性の可能性があると分類された因子に対する規制方針は、国によっても個々の因子によってもまちまちである。IARCによる発がん性評価や分類が、そのまま自動的に国の規制に結びつくわけではない。ガソリンエンジン排ガスやコーヒーが「ヒトへの発がん性の可能性あり」と分類されているが、ガソリンエンジン排ガスを減らすために政府が明確な対応をとることはあったが、コーヒーを飲むことを制限する方策をとることはなかった。

電磁場曝露の健康影響に対する人々の関心の高まりに対応して、いくつかの国ではIARC評価に先行して独自の科学的評価(レビュー)を実施した。早いところでは一九九八年に米国立環境健康科学研究所(NIEHS)のワーキンググループがこの問題に取り組み、極低周波磁場を「ヒトに対して発がん性の可能性あり」に分類した。米国政府関係当局はその後、人々への継続的な情報提供や教育、あるいは電力会社に可能な範囲で自主的に曝露低減を奨励するなどの、「受動的規制行動」を勧告した。

英国では非電離放射線諮問小委員会が、商用周波数電磁場とがんリスクの問題で英国放射線防護局(NRPB)に最近報告書を提出した(AGNIR、二〇〇一年)。その内容は、電磁場が小児白血病の原因であるとする確固たる結論を正当化するに十分なほど強い証拠は現在ないが、強い磁場を長期間曝露すると小児白血病リスクは増大する可能性がある、としている。そして、AGNIR(非電離放射線諮問小委員会)は研究をさらにすすめるよう勧告した。オランダ政府の主要な科学的諮問機関であるオランダ保健審議会も同様の結論に達している。

WHOの対応について

WHOは極低周波磁場を「ヒトに対して発がん性の可能性あり」に分類したが、極低周波磁場曝露と小児白血病の間に観察される関連性について、別の解釈が成立する可能性もある。とくに、疫学研究における選択バイアスの問題や極低周波磁場以外の種類の電磁場曝露を厳密に研究分析する必要があるし、新しい研究も求められるであろう。それゆえ、WHOはより信頼のおける情報を提供するために、継続し集中した研究プログラムを推奨する。現在そのための研究のいくつかは進行中で、研究結果は二〜三年後に出ると予想されている。

WHOのEMF（電磁場）プロジェクトは、各国当局が、電気技術がもたらす便益と健康リスクとのバランスや、どのような防護方策が必要であるかを決めるのを支援するために行なっている。極低周波電磁場の防護方策を提案することはことのほか難しい。それは、どんな電磁場の特性が小児白血病の発生に関係するのかが分かっていないためである。だからどんな特性の電磁場を低減させればいいのかも分からないし、たとえ影響があるのは極低周波磁場であるとしても防護方策を提案することは難しい。ひとつのアプローチ（方策）は、費用対効果を考慮して極低周波電磁場曝露を低減することを目的とした自発的な政策を行なうことである。この点については、二〇〇〇年三月に発行したWHOの背景説明資料の中で討議されている。(www.who.int/peh-emf)

いくつかの予防方策を以下、要点のみ述べる。

・政府と産業界

政府や産業界は最新の科学的新事実（展開）を認識すべきだし、電磁場リスクの可能性に関する偏りがなく、わかりやすく、かつ総合的な情報を一般の人々に提供すべきである。また曝露低減のための安全で低コストな方法も、一般の人々に提供すべきである。さらに政府や産業界は、健康リスク評価ができるためのよりよい情報を引き出すための研究を推進すべきである。

・個人

一般の人々は個々人、特定（certain）の電気器具の使用を最小限にとどめるとか、比較的高い電磁場を出す発生源から距離を離すことで、曝露低減のための選択をすることもできる。

・送電線の新設の際は地方自治体・産業界・住民は協議する

送配電線（power lines）が消費者に電力を供給するために設置される必要があることは明らかなことだ。設置の決定にはしばしば景観や住民感情に配慮することが求められる。しかしながら、設置の決定には、住民への曝露（量）低減方法もまた考量すべきである。

・健康情報とコミュニケーションのための効果的システム

極低周波電磁場曝露を扱うための計画や不信感や恐怖感を減らすための計画について、一般の人々への認識を高めることが求められているし、科学者・政府・産業界・一般の人々の間に、健康情報とコミュニケーションのための効果的システムが求められている。

関連資料

＊ＡＧＮＩＲ（二〇〇一年）英国放射線防護局・非電離放射線および商用周波数電磁場とがんリスクに関する諮問小委員会（英国）、二〇〇一年（http://www.nrpb.org.uk/）

＊オランダ保健審議会（二〇〇一年）電磁場、年毎更新二〇〇一年（http://www.gr.nl/engels/welcome/）

＊ＩＣＮＩＲＰ（一九九八年）国際非電離放射線防護委員会「時間変化する電場・磁場および電磁場への曝露制限のためのガイドライン（三〇〇ギガヘルツまで）」Health Physics74（4）,494-522（http://www.ICNIRP.de/）

＊Portier; CJ & Wolfe; MS（編）、米国国立環境健康科学研究所「商用周波数電磁場への曝露に関する健康影響評価」、ＮＩＥＨＳワーキンググループ報告書、米国ＮＣリサーチ・トライアングル・パーク、ＮＩＨ出版一九九八年No.98-3981（http://www.niehs.nih.gov/）

＊Repacholi; M & Greenebaum; B（編）、「生物組織での静・極低周波電磁場の相互作用：健康影響と研究の必要性」、Bioelectromagnetics、一九九九年;20:133-160。

＊用心のための政策に関するＷＨＯ背景資料、二〇〇〇年三月（http://www.who.int/peh-emf）

電磁波から身を守るため予防原則に基づいた対策を早急に求める要望書

【要望の要旨】

電磁波の人体への影響について現在、国際的に論争が展開されています。しかし昨年（二〇〇一年）六月、世界保健機関（WHO）のがん研究機関であるIARC（国際がん研究機関）が家庭で使われる五〇・六〇ヘルツの極低周波電磁波を二一名のメンバー全員で「ヒトに対して発がん性の可能性あり」と分類したことで、状況は大きく変わってきました。

携帯電話に使われる高周波電磁波も同様にWHOが二〇〇三年～二〇〇五年を目処に健康影響評価に向けて調査を進めています。

こうした中で、日本でも電磁波対策の遅れに不安を持つ国民が増えつつあり、全国各地で携帯電話中継基地建設や送電線・変電所建設を巡ってトラブルがいくつも起こっています。その原因は、携帯会社や電力会社が建設前に住民に対して十分な説明をせず強引に建設しようとしていることがあります。

昨年六月にWHOが極低周波電磁波を「ヒトに対して発がん性の可能性あり」と分類したのは「〇・四マイクロテスラ（四ミリガウス）以上で小児白血病発症リスクが約二倍」という疫学調査に基づいて決定したものです。そのためWHOは各国の政府や産業界に対して「電磁波被曝低減のための安全で低コストな方法を提供すべき」だし、個人に対しては「特定の電気器具の使用を最小限にとどめるとか、比較的高い電磁波を出す発生源から距離を離すことで、曝露低減のための選択をすることができる」と推奨しています。また送電線の建設には景観や住民感情を配慮することが求められる、とも言及しています。

携帯電話に使用する高周波電磁波に関しても、英国で二〇〇〇年五月に独立専門家委員会（スチュワート委員会）が、携帯電話の脳への影響を考え「一六歳未満の子供の携帯電話使用制御と携帯会社の販売自粛」などの勧告をし、英国教育省はその勧告を受けてその主旨のパンフレットを国内の学校に配布しています。また七四〇ポンド（約一三億円）の資金で携帯電話の健康影響調査にも乗り出しています。

さらにドイツをはじめいくつかの国では、携帯電話中継基地について学校や幼稚園など子供のいる施設の近くでは建設を慎重にし、自治体や住民の意見に配慮するようになっています。送配電線建設の際の「景観や住民感情の配慮」は携帯電話中継基地局建設にもそのままあてはまります。

【要望項目】

1　極低周波電磁波（五〇～六〇ヘルツ）について、住宅地・学校・幼稚園・保育園・病院・遊び場など子供のいる居住環境で「〇・四マイクロテスラ（四ミリガウス）以上ある箇所」を調査し公表すること。そしてその数値以下になるように予防対策を可能なかぎり早急に講じること。また、送電線や変電所の新規建設にあたっては景観・住民感情を考慮し、自治体や住民の意見が十分反映される措置をとること。

2　高周波電磁波については、一六歳未満の子供の携帯電話使用を制御し、中継基地局建設にあたっては、住宅地・学校・幼稚園・保育園・病院・遊び場など子供のいる居住環境近くはなるべく避け、景観・住民感情を配慮し建設前に周辺住民への説明を義務づけるなどの予防的措置をとること。

3　電磁波発生源調査や電磁波の人体への影響について調査研究を行政や産業界から独立した機関により実施し、内容を公開すること。

4　電磁波過敏症で体の変調を訴えている人が増えていることに目を向け、外国の先進例を踏まえ、早急に実態調査と治療や対応について真剣に取り組むこと。

5　電磁波による健康被害を未然に防ぐため、予防原則に立った極低周波・高周波の規制基準設定に向け検討すること。当面、周辺住民の意見を聞かず送電線・変電所・携帯電話基地局・電波塔などの建設を進める事業者には許可制限などのペナルティを課すこと。

6　国の電磁波問題対応窓口は縦割り対応でなく国民の健康を守る立場で対応できるように改善すること。とくに、業界と関係のある経済産業省や総務省でなく、環境省や厚生労働省に権能をもたせる体制とすること。

二〇〇二年十一月　　電磁波問題市民研究会

厚生労働省および総務省との応答

日時：二〇〇二年五月一三日（月）午後一時半～三時
場所：衆議院第二議員会館会議室
出席者
〈厚生労働省〉
伏見環：医薬局安全対策課安全使用推進室長
小坂暁子：医薬局安全対策課安全使用推進室技官
山本博之：健康局総務課事務官
〈総務省〉
志賀康男：総合通信基盤局電波部電波環境課課長補佐
山野哲也：総合通信基盤局電波部電波環境課生体電磁環境係長
田辺光男：総合通信基盤局電波部移動通信課課長補佐
〈住民側〉
電磁波問題市民研究会：二名
中継塔問題を考える九州ネットワーク：二名
香川の電磁波問題を考える会：二名
国際電磁波予防協議会日本支部：一名
衆議院議員秘書：一名

【厚生労働省に対して】

〈厚生労働省（以下「厚労」と略す）の説明〉

本日は先般の「小沢和秋衆議院議員他一名の質問に対する答弁書」の中で当省に係わる所についてお答えする。

（盗難防止装置と心臓ペースメーカー誤作動問題）

〈厚労〉

厚生労働省医薬局が二〇〇二年一月発行した『医薬品・医療用具等安全性情報』No.一七三で「盗難防止装置及び金属探知機と心臓ペースメーカー等への影響」について記事化し医療関係者に注意するよう情報提供している。日本には約二〇～二五万人の心臓ペースメーカーをつけた人がいる。心臓ペースメーカーは心臓機能が低下している人に心臓近くに小さなバッテリーを埋め込みそこから線が出ていて心臓に人工的な刺激を与えて動かす仕組みだ。二〇〇一年六月に八〇代の女性が図書館の盗難防止装置でペースメーカーがリセット状態になった報告があった。これはその女性が足が悪くゆっくり盗難防止装置を通ったため起きたとみられる。また海外でも二〇〇〇年一一月にペースメーカーが出力停止した報告があったことから事業者に自主点検の指導を行なうとともに患者や医療機関にも注意を促した。盗難防止装置は商店や図書館、空港のゲートに取り付けるが美観の観点から取り付けてあるのかないのかわからないものもある。患者には盗難防止装置や金属探知機のそばで立ち止まらないとかもたれないよう注意し、警備の人や医療関係者にもそうしたことのないよう知らせるようにしている。


〈住民〉

その冊子はどの位の部数を発行したのか。


〈厚労〉

一千部だ。学会・医師会・薬剤師会や特定の医者それにホームページでも出ている。


〈住民〉

その位では周知に不十分だ。周知徹底して欲しい。それと盗難防止装置や金属探知機と埋め込み型心臓ペースメーカーの関係に限定しているが、海外では人体への影響も同時に心配されている。成人は腰部分に電磁波を浴びるが子供は頭部を直撃するので心配されているのだ。ＩＣＮＩＲＰ（国際非電離放射線防護委員会）の基準値を超える電磁波が出ているがいままで問題にされてこなかった。

〈住民〉

それと図書館などで職員が座っている位置で一二〇〇ｍＧ（ミリガウス）も電磁波を浴びているがほとんど知らないで何時間も浴びている。ゲートの中では最大四八〇〇ｍＧも出ている。ぜひ労働者の健康問題として省として実態調査をしてもらいたい。

〈住民〉

さらに、無線通信がブロードバンド化の流れで多用されつつあるが、非熱作用の観点から検討してもらいたい。とくに盗難防止装置も無線通信も電磁波過敏症の人の観点も含めて検討してもらいたい。

〈厚労〉

担当のちがう分野の指摘もあるが、もちかえって検討する。

［電磁波問題市民研究会よりの注釈］

ＩＣＮＩＲＰ（国際非電離放射線防護委員会）の基準値は「六〇mA／㎡」だが米ユタ州のガンジー博士の研究だと五歳児の脳に九八・九mA／㎡の誘導電流が流れるという。

【総務省に対して】

（電磁波の人体への健康影響に対する基本姿勢について）

〈総務〉

総務省ではマウスを使った実験研究等をしているが、総務省の扱う電波領域としての電磁波については、基準内の範囲なら人体に好ましくない影響はないと考えている。しかしながら国民の健康にかかわる問題なので調べていきたいと考えている。

〈住民〉

マウス実験をしているというが、微弱な電磁波を長期間浴びたことによる影響をみるには動物実験より疫学調査のほうがふさわしい。こうした電磁波の非熱作用の影響の観点が総務省は弱い。

〈総務〉

携帯中継基地局アンテナから発射される電磁波の規制基準は電波法に基づく技術的な基準で混線が起こらないようにするとの観点からつくられている。国際的ガイドラインに沿っているし基地局近くで浴びることがまずい範囲は柵を設置し強制的に防ぐよう措置されている。WHOが研究すすめているがプライオリティ（優先性）の高いものは日本でもやっているし国際的にも協調していく。

〈住民〉

IT化をすすめていこうという立場の総務省が、一方でそのために起こる電磁波の人体への影響とくに非熱作用を基準とした対応の姿勢をほとんどもっていない、ということが問題なのだ。

〈予防対策について〉

〈住民〉

WHO（国連・世界保健機構）のブルントラント会長は自身が携帯電話使用で頭痛になったこともあり、電磁波について予防原則を考えるべきだという個人見解をもっていることが報じられている。フランス・ドイツ・イギリス等でもいろんな動きが出ている。WHOの動きに合わせるのでなくIT化を率先してすすめていく立場の日本として「問題が起こる前」に疫学調査等を実施し対応していく責務が総務省にはあるのではないか。

〈総務〉

疫学調査は総務省でもしている。その点で世界に貢献していると考えている。予防的措置については「国際ガイドラインは科学的根拠に基づいてつくられている」との認識であり、WHOも予防的措置はしないよう各国に言っている。しかしWHOが厳しくしろ、というのであれば日本もそうする。

〈住民〉

ＷＨＯのＥＭＦプロジェクトの共同責任者マイケル・レパチョリが予防策に後ろ向きな見解をもっているのは事実だし、ＷＨＯは全会一致を旨としており突出したことはしにくい組織であることも承知している。ＷＨＯのスタンダード基準はゆるやかだしＷＨＯ勧告も強制力はないが、ドイツ放射線防護局のようにＷＨＯに上乗せした予防的基準（リミット）を打ち出している国もある。今、総務省が実施している疫学調査はＷＨＯにせっつかれて始めたものだ。そうではなく世界に冠たる日本の総務省として、疫学調査にしても予防策にしてもＷＨＯに先駆けて対策をとるべきではないのか。現状のやり方だと日本は世界に置いてきぼりをくらうのではないだろうか心配だ。ブルントラント会長の発言はいまは個人的立場でしかないが今後の方向を示唆するものととらえたほうがいい。ドイツ放射線防護局は「なぜ予防策が必要か」の理由として、健康被害への影響が今後どう出るかは意見は分かれる、だからこそ予防策が必要だと言っている。この考えこそ大事なのだ。

〈住民〉

私は二〇〇〇年に開かれた携帯中継基地局問題を扱ったザルツブルグ国際会議に参加した者で私自身電磁波過敏症になった。私の住む沖縄県はいまＩＴ革命の最先端を走ろうということで第三世代携帯電話のアンテナがいくつもつくられている。小学校の近くでもつくられている。こんなことをしていては子供に悪影響が出るだろう。皆さん方のお子さんだって同じことが起こりえる。スウェーデンでは国民の二％が電磁波過敏症だろうといわれている。スウェーデンは早くからケータイが普及したためだ。いまから対策をとらないと取り返しがつかなくなると心から懸念する。

（エネルギー吸収比〈ＳＡＲ〉値について）

〈総務〉

携帯電話本体から出る人体への影響を防止する上でＳＡＲ（エネルギー吸収比）の値が問題になる。日本と米国は若干値が違う。米国は一・六Ｗ／kgで日本は二・〇Ｗ／kgだ。日本のほうが国際基準に近い。このＳＡＲ値は強制規格でこれを上回った機種は製造できない。ＳＡＲ値の公表は業界の自主性にまかせているので個々の機種での公表は必要ないと考えている。

〈住民〉

米国と日本ではSAR値について考えに大きな違いがある。米国は生体組織一g当たりの値だが日本は組織一〇g当たりの値だ。一gと一〇gでは実質一gの方が約三倍厳しい値になる。だから米国の一・六W／kgと日本の二・〇W／kgでは米国のほうがはるかに厳しい値になる。それと個々の機種ではSAR値は公表しないというが、欧州では携帯電話のパッケージや説明書にSAR値が書かれている。ユーザーは自分のケータイのSAR値が知りたいのであって一般的に知りたいのではない。個々に表示することでSAR値にも関心が生まれるのだ。

〈総務〉

SAR値に関しては、米国はCTIA（携帯電話通信業連盟）、欧州はMMF（携帯電話メーカーフォーラム）、つまり業界団体が自主的に公表している。日本メーカーも欧州で販売する場合は公表している。日本国内でも事業者が自主的に公表するかどうか、時期はいつ頃か、どうようにするか、をいま話し合っている段階だ。私たち総務省は電波を安全に使っていただくのが仕事であり、業界の恣意的な要求は一切受け入れていない。業界に聞かれれば欧米のSAR値の公表について教えるし、WHOの基調は入れるようにしている。しかし強制力はない。とはいっても世界的流れは関係してくるのはたしかだ。

〈住民〉

米国では携帯電話をスピーカーフォンでとったり、その前はイヤホンを使うよう指示している。イヤホンにするとSAR値は二〇分の一になるという。日本でもイヤホンは売っているが普及しないのはその必要性を知らないし感じないからだ。欧州では若者は性器にケータイ近づけるなとか、固定電話をなるべく使え、とか勧告しているからケータイの問題点も国民が知るようになるのだ。日本が欧米に比べて遅れているのは国民の目覚めが遅いため声が弱いのか、それとも国の姿勢が固いためなのか、あなたたちをどう考えているのか。

〈総務〉

私たちとしても非熱効果まで考えているし、LAN（無線LAN?）などは非熱効果の研究をして検討している。

〈住民〉

それは携帯電話本体のことでしょう。携帯中継基地局から発射される電磁波について非熱作用は全然考慮していない基準しかつくっていないじゃないですか。

〈基地局建設トラブルについて〉

〈総務〉

先程も言いましたが、電波法に基づく基準は混線が起きないようにとの観点からつくられた技術的基準である。工作物（鉄塔）建設は建てる側（携帯会社）と住民の問題であると総務省は考えている。しかし周辺住民に建てる側がしっかり説明するのは大切なことと私どもも考えている。個別地域から来る苦情や陳情について企業にしっかり伝え、平和裏に解決して欲しいと企業にお願いしている。しかし行政の恣意性が批判され透明性が求められている（規制緩和のこと）時期なので行政指導しにくいので、あくまで企業にはお願いしかできない。

〈住民〉

九州では基地局建設の相談が三〇ヵ所以上来ている。いままでのを含めれば四〇ヵ所にもなる。Ｊフォンは解決している所もあるしａｕは凍結している。ところがドコモだけは強引で、総務省の今回の答弁書には「住民と話し合うよう指導する」としているがドコモは全く住民と話し合わない。建設途中でわかったというのが六ヵ所ある。ＮＴＴの渡辺担当部長は新聞で「地権者と契約する前に周辺住民に打診したら計画はすべてつぶれる」と言っている。福岡県三潴町や熊本市楡木地区や別府市春木地区のトラブルはそうしたドコモの姿勢が原因で起こっている。三潴町などは農村地区で別に建設場所はあるのに住民の意見は聞き入れない。そして住民が反対すると工事妨害で訴える。楡木などは小学校から一二〇〜一三〇ｍと近いためお母さんたちが「説明会開き、双方の専門家を呼び意見を聞こう」と提案してもこれをドコモは蹴る。それで抗議行動をとるとドコモは三〇人も動員しうち一〇人はビデオカメラを持ってきて住民を映す。そして工事妨害で訴えてくる。これは他への見せしめとして脅しにかかっているとしか考えられない。

〈住民〉

香川県の高松市ではＪフォンがＪＲ予讃線のすぐ脇に住民に知らせず鉄塔を建てた。Ｊフォンは住民に説明した証拠として署名・捺印した名簿を出しているが、実際は説明していない住民の名まで名簿に載っている。勝手に載せたんです。また「鉄塔から一〇〇〜二〇〇ｍの付近は危ないが鉄塔近くの人は危なくない」とＪフォンは言っている。

そうなるとこんどはその人たちが不安になるがそこは説明の対象外としている。

〈住民〉

Jフォンのような行為をする事業者は業務停止できないのか。トラブルの未然防止策をとる気はないのか。

〈総務〉

事業者の業務停止はできない。しかし皆さんの話を聞いていて虚偽や同意もとらない、とは一体事業者はなにをしているのかと思わざるをえない。そういうことのないよう住民と話し合えと言っているのだが。だが先程も言ったように規制緩和の流れのなかで統一のガイドラインは行政としてはできない。

〈住民〉

法的なことはともあれ事業者のやり方は人道的・道義的に許されるのか。私は熊本市御領地区だが、御領では五年間鉄塔問題で訴訟してきた。賛同者は一五七五人で、いままでに使った金は四百万円、いろいろ含めれば九百万円にのぼる。反対しているのは老人が中心である。自分のためではない。子供たちや孫たちのことを心配して立ち上がっているのだ。強引に建設しようとするセルラー（現ａｕ）に対し住民が阻止行動に出て衝突し、骨折者など四人がケガをした。四〇〇m先に山がありそこに建てればいいのに金がかかると学童通学路に鉄塔を建てた。道路があって工事しやすいからだというのが彼らの言い分だ。事業者の横暴さがトラブルの原因だ。

〈住民〉

重要なのは二点だ。とにかく建設前に周辺住民に説明し話し合うことと、建ってしまった地域の苦情処理を扱う窓口をつくることだ。未然防止策が大事なのだ。

〈総務〉

いろいろうかがった。行政としてできることとできないことがあるが、住民と事業者は話し合いをし平和裏に解決すべきという考えは同じだ。

ビュルガーヴェレの紹介

社団法人　ビュルガーヴェレ（市民の波）

私たちは電磁スモッグからの市民の防護を要求します！
明日の世界のために私たちの責任を果たしましょう！

電磁スモッグ防護運動の市民団体

社団法人ビュルガーヴェレは電磁スモッグ防護運動を行っている市民団体です。財務省の認可を受けた非営利の公益団体で、三百余りの市民団体を統括するドイツ最大の市民運動連盟です。

一九九九年には、二〇〇基以上の基地局の設置を阻止しました。その中には、高さ五〇メートル の既に 建設許可取得済のものもありました。

今後数年のうちに、一万から一〇万基の携帯電話基地局が設置されるものと思われます。これゆえ、あなたの近隣に基地局が設置されたり、あるいは設置許可がおりたりする前に、電磁波の問題を知って行動を起こして下さい。設置を未然に阻止させるほうが撤去させるよりも容易だからです。

携帯電話の高周波についての要求事項

・電話会社に対して、有害性が立証された場合の対策義務を含めた製造物責任を負わせること
・基地局設置にあたって自治体と市民が自決権を行使できるようにすること（建築法の改正）ならびに、ドイツ連邦公害防止法の早急かつ抜本的な改正と追記を可決すること

・有害論者も対等に交えた委員会による、企業とは分離独立した携帯電話の高周波についての研究をおこなうこと

携帯電話のリスク

低周波パルスが入った高周波は次のような健康被害を喚起するとの調査研究結果が、近年次第に多く報告されています。

・睡眠障害、不穏状態
・緊張状態の継続、神経衰弱
・意気消沈
・頭痛、頭重
・注意力、記憶力の低下
・緑内障
・子供の学習障害
・高血圧
・不整脈
・片頭痛、めまい
・アマルガム合金を歯に詰めている場合、電磁波による症状が強く現れる
・勃起障害
・不妊
・血液像の変化、造血障害
・癌進行の加速
・慢性疲労
・アレルギー
・免疫力低下

脅かされている私たちの健康

法律は私たちを守ってくれません。逆に、法律によって健康を脅かす携帯電話基地局の建設が可能になっているのです。

電磁波には法定の出力上限値がありますが、それは熱効果、つまり熱からの防護しか考慮されていない値です。二〜六メートル離れた地点ですでに携帯電話の基地局からの電磁波強度は上限値を遵守しているものになるのです。ですから、現行の上限値は予防値ではなく、熱作用以外では人体を保護するものではありません。「上限値を遵守している」とは、大衆への騙し言葉です。人体への長期的な安全性が確立されていないのですから。

ジークフリート・クナスミュラー教授は、「上限値は安易で思慮不足な値である」と、述べています。

非熱効果（微力の放射線による人体への加熱作用を伴わない効果）が健康に最も甚大な影響を起すことはかなり前から知られていました。

長年にわたってドイツ・テレコムのために研究をしてきたペーター・ゼム教授は、すでに一九九五年、パルスが入った高周波（九〇〇MHz）では上限値の六〇％の強度でも神経細胞の反応を誤らせるとの結論を出しました。その研究は公表されることなく引出しの中にしまわれました。ゼム教授は、「私は自分の子供を半径二五〇メートル以内に携帯電話基地局が立つ幼稚園には入れない」と発言しています。

スウェーデンのルンド大学神経外科のライフ・ザルフォルト教授は、次のような研究報告をしています。「私たちの研究では、携帯電話の電磁波によって脳血管壁が開き、脳内に有毒物質が侵入しやすくなるとの結果が出ている。携帯電話の電磁波を浴びせたラットの脳を解剖したところ、電磁波の影響がはっきりと見られた。脳には一面に点在する黒斑があり、異常は明らかである。液体が脳に流入した原因は電磁波に他ならない。神経細胞が破壊されると、健忘症、精神薄弱、アルツハイマーなどの神経的な障害を引き起こす可能性がある。通常では血管壁を通過しない薬やその他の有害物質が阻まれることなく直接に脳に到達し、思わぬ結果をもたらす」

携帯電話の二万倍も弱めた出力においても脳血管壁の機能障害が見られました。この出力は家庭用デジタルコードレスホンや遠距離にある携帯電話中継基地局のものに相当します。

家庭用デジタルコードレスホンは家の中で、たとえ通話中でなくても、受話器を上げていなくても、四六時中パルスが入った高周波を放射し続けます。

一九九九年一〇月一九日、二〇日にボンで開かれた電磁スモッグフォーラムにおいて、トリッティン環境大臣に、多数の学者、医学団体、環境団体による決議文が突きつけられました。それは、市民を実際に保護するために連邦公害防止法第二六条による現行の上限値よりも百万倍低い予防値を設定することを要求するものでした。さらに、デジタルコードレスホンの禁止も求めました。環境省はこの決議文を前向きに受理しました。

ほとんどの高周波の研究は事業者の資金で賄われています。WHOはそれらの研究を分析して推奨上限値を設定します。しかし、EU議会の環境委員会が、九九年三月八日の決議案のなかで、これまで多数の学術出版物を無視してきたとしてEUとWHOを非難しました。しかし、WHOはこうでもしなければ現行の上限値に固執することができないのです。

低周波パルスが入った高周波の危険性は、米軍がすでに七〇年代に極秘の研究で認識していたことが現在明らかになっています。彼らはそれに基づき、パルス波の無い安全な規格を採用しました。

上限値制定委員会のメンバーで、携帯電話事業者の委託を受けて研究をおこない、無線技術を過小評価してきたヴィッテン＝ヘルデッケ大学のデイヴィット教授は、一九九九年七月一五日にシュヴァーベン・ホールで、「人類のために何とかして下さい！　上限値を大幅に引下げて下さい！」と要望されて、「そんなことをしたら私はほされてしまいます」と、答えました。上限値制定委員会の独立性とはこんなものです。

人体は現行上限値の何千万分の一の強度の電磁波でも反応します。しかし、この確かな事実に即した知識が今もなお無視されているのです！

これゆえ、人工的に放射されるマイクロ波、特に携帯電話機と基地局、家庭用デジタルコードレスホン等で使用されている低周波のパルスが入った高周波の危険な影響を切々と警告する学者、医者、研究者が次第に増えています。

カリフォルニアのロマーリンダ大学のロス・アデイ教授は、「低周波のパルスが入った高周波は体内作用に深く干渉する。免疫系を阻害するのだ」イタリアで各医科大学のトップ・エキスパートが共同でまとめた意見書は、まだ確固たる（十分に長期的な結果に基づいた）所見は無いが、電磁波が人体の組織に回復不能な損傷を引き起こす可能性があることは確かである、と結論づけています。

携帯電話の基地局が設置されて以来、次第にヒトや動物への影響が大きくなっていることが見受けられます。人体が何キロも離れた基地局からの電磁波強度にも反応することが明らかです。

現状はもはや劇的という言葉を超えており、忍耐できるものではありません。したがって、私たち市民が共に健康不可侵の基本的人権が重視されるように活動しなければならないのです。これは、政治の決定者である政治家、行政当局や医学界に広く知らしめることによって達成できます。政治は、健康に反するような法的条件は変えていかなくてはなりません。

ビュルガーヴェレはこの早急に必要な活動をドイツ全土にわたってコーディネートします。

基地局設置回避策

基地局設置の許認可の現状：

高さ一〇～一二m（州によって異なる）以下の通信設備の設置には許認可が不要である。設置を阻止させるには裁判で争うしか方法が無く、それについて後述する。屋外の携帯電話の基地局の設置は、建築法上特権が与えられている。しかし、設置場所が美観を損ねる等の建築基準法第三五条第三項にある公共の利益に反したり、ビオトープであったりすれば、建設阻止の根拠になる。

基地局設置の前提条件：

携帯電話事業者には、基地局を設置することができる用地が必要である。設置場所が得られなければ基地局は建てられない。

いくつかの自治体の事例から、土地や建物を基地局設置に供与しようとした法人・個人の地主・家主は地元住民から大きな圧力をかけられることがわかった。商店主は売上が大幅に落ち込むのを恐れて基地局設置を断念した。ある農協は、地元の預金者全てから建物屋上に基地局を設置したら預金先を変えると宣言された。バート・コールグループ市では、健康が最優先されるべきであるとして市民が携帯電話の不買運動をした。基地局を設置させた地主とそれによって電磁波を浴びせられている近隣住民との間に強い軋轢が頻繁に発生している。屋上にアンテナがある建物の所有者には口を利かないようにしたり精神的な重圧をかけたりする。こうなることを基地局の設置を考えている地主や家主は心得ておくべきであろう。

他方、収入に「心を動かされて」意識的に基地局設置を決定して他者に電磁波を浴びせている事例もある。例えばマンションの管理人が非公表となっている設置場所提供料四千マルクを必要経費に充当しようとして、基地局を屋上に設置するのである。(このことを思慮のある管理人が拒否してビュルガーヴェレに報告した。)

基地局を設置させた個人の地主、家主、農家等の多数は、無線通信は全く無害であり基地局の直下には電波は出ない、と聞かされていたため、携帯電話事業者に騙されたと感じている。ところが、基地局の直下はかなりの強度の電磁波が放射されているので、詐欺であるとして契約破棄を求める裁判を起すことを考えている。

ミュンヘン地裁は一九九八年三月二七日、家主が屋上に設置許可した基地局によって証拠がなくとも有害の恐れがあり賃貸物件の価値が下がったと入居者が感じたことで、家賃の二〇%引下げを認める判決を下した(判決番号四三二C七三八一／九五)。家賃の引下げは、家主に携帯電話会社との契約を中途解約させる重要な理由となる。ビュルガーヴェレには、賃貸入居者が同意無く基地局を設置したとして家賃を引下げさせた例が多数報告されている。このような情報は、賃貸入居者と家主にとって広く論争を呼ぶ材料である。

携帯電話事業者は、教会の塔の上を基地局設置の好適地と見ている。工事の途中で電磁波の問題を熟知して設置を拒否した司教もいるが、残念ながら多くの教会に基地局が設置されている。シュバインフルト近郊のショーヌンゲン市の例では、近隣住民から健康上の問題を起きたとのことでビュルガーヴェレに問い合わせがあった。事業者との契約期間は何と二〇一八年までであったが、一九九九年末に撤去しなければならなくなった。「教会は安らぎと瞑想の場であるべきなのに電磁波を放射するとは、人間を軽視している」として、教会屋上に基地局があるために多数の信者が憤慨して教会に行かなくなったり、教会を脱退したりしている。

携帯電話事業者と地主との契約は、ほとんどが一〇年、一五年、二〇年、さらには二五年といった長期的なものである。地主や近隣住民が基地局を容認し反対行動を起こさなければ我慢を強いられる。一方、携帯電話事業者の方は一年以内に契約を解除することができる。事業者は用地提供料を十年分前払いすることが多い。

基地局近隣住民は、電磁波強度が法定上限値以下であっても、いつでも裁判に訴えることができる。それで、基地局撤去を求める医学的鑑定を交えた裁判が多数継続中である。訴訟費用の支払いに権利保護保険（不時の裁判手続費用を補償する私的保険）が適用されるケースも多い。

ビュルガーヴェレの専門的な情報は、携帯電話基地局に用地を既に提供したり、計画している多くの市町村長ならびに議員の地域での立場を悪くする。市長が退陣に追い込まれるケースさえある。

当会の各地の基地局設置反対運動への支援活動

・市民団体または協会の設立（市民団体とは、市民運動遂行のための情報交換や計画・実施を目的とした市民の共同利益団体で、法人ではない。協会は法人である。）
・全会員への情報提供の徹底（ビュルガーヴェレの資料集やインターネットのホームページ）。賛同者が問合せられるように、ビュルガーヴェレの情報誌や必要に応じて各地の市民団体の連絡先を提供。また、基地局設置の影響についての知識無く設置許可を決定し、設置されてしまってから反対するということにならないように、資料を市長や市議会に提供する。
・説明会の企画（ビュルガーヴェレから一名派遣、必要に応じて携帯電話事業者から一名名参加）
・ビュルガーヴェレとの情報交流会を開催し、住民請願を起こす
・さらに大規模の情報交流会を開催し、自治体に資料を送付する
・新聞への投書。新聞・雑誌社への連絡
・市民への継続的な情報提供
・会員へのＦＡＸによる会報の送信。最新の活動報告や、継続中の反対運動についてのニュース、地元の新聞・雑誌に掲載予定の記事などの情報が盛り込まれている。

基地局が設置されてからではなく、まだ設置されていない今こそ、市長や市議会議員などの政治決定者や広く市民に携帯電話のリスクを伝えてください！　殆どの近隣住民は工事作業員の一群を目の当たりにして初めて基地局が設置されることを知るのですが、この時点になると、建設が阻止できる見込みはとても薄いのです。携帯電話事業者と地主との契約はすでに何か月も前に結ばれているのですから。今、問題となっている情報を伝えることによって、多くの市民が自分の土地を供与しなくなり、携帯電話の問題に敏感になると確信します。そうなれば、政治もそれに対応せざるを得なくなります。

地主や自治体に対して、基地局近隣では不動産に多大な評価損が生じることを伝えて下さい。たとえば新興住宅地では、誰が基地局の近くの土地を買おうと思うでしょうか？　基地局があるために土地売買契約が解除された例もあります。ですから評価損について記した書簡を自治体に送って下さい。

結論：市民に広く分かりやすく知らしめることによって、多くの問題が未然に防げるのです。

訳：電磁波問題市民研究会会員　加藤尚子

ドイツ連邦放射線防護局のウェブサイト

テーマ　携帯電話と電波中継塔（基地局）

現代の通信ネットワークは、多くの人々の高度化するコミュニケーションへの要求を叶えている。高周波によって、通話だけではなくインターネットの情報や音楽、メールなども通信される。

通信可能地域は、いわゆる通信セル（ひとつの基地局が電波の送受信を受け持つ地域）で構成されている。基地局がセル内の無線端末（携帯電話等）と電磁波の送受信することでコミュニケーションが成り立つ。基地局の電波強度は、セルの面積や同時に通話する人数によって異なる。現在、特に都市部では、小さいセルが貼り詰められていて良好な通話状態になっている。通信容量の拡大を求めて、ＵＭＴＳ（世界標準無線通信システム、第三世代携帯電話システム）技術が開発された。

次世代通信システムの通信可能地域が大幅に拡張されると、日常生活における高周波電磁界の強度が上がる。そのため、電波防護策の重要性が次第に高まってきている。ドイツ連邦放射線防護局（ＢｆＳ）は、設立以来このテーマに取り組んでいる。一九九七年、ドイツは、基地局の電波強度の上限値を定めた「電磁界に関する規定」を連邦公害防止法に組み入れた。

その上限値は、国際非電離放射線防護委員会（ＩＣＮＩＲＰ）や世界保健機構（ＷＨＯ）の勧告を取り入れたものである。欧州連合も一九九九年に、欧州議会の勧告を国際的な勧告として支持した（一九九九／五一九／ＥＣ）。現時点においては、上限値を遵守しているかぎり、健康被害の発生は学術的に証明されていない。

学術文献のなかには、生体への影響とその予防策を論じたものが幾つかある。もしかしたら存在するかもしれない健康被害へのリスクは、これまで知られている限りにおいては取るに足らぬものではあるが、携帯電話の次世代通信技術の広域的な導入により、多くの人間が直面しうる問題である。

これを踏まえて、ドイツ連邦放射線防護局は、起こりうるリスクの低減策を勧める。被曝する電磁波の強度を下げるか、時間を短縮するのが適策である。更に研究を進め、情報公開していくことが予防に寄与する。多くの人が長時間過ごす場所、特に学校、幼稚園、病院等では高周波の影響を最小限にするべきである。基地局の立地の選定と、人体が実際に被曝する電波の強度が重要である。

上限値設定の根拠

高周波は人体に吸収され、身体組織を加熱する。実験では、高周波の健康上の影響は、局所あるいは全身の温度が一度以上上昇した場合に見られる（熱効果）との結果が出ている。この閾値を長時間に渡って超えると、新陳代謝や神経系が侵される。極度な場合には、白内障が生じる可能性がある。強い高周波に曝されると、胎児の発育が阻害される可能性もある。現時点においては、閾値以下の強度であれば高周波の健康被害の作用は確証されていない。非熱効果は調査された。

国際的に設定された「局所吸収率（ＳＡＲ値）」の基本上限値は、熱効果、非熱効果ともに学術的に証明済の健康への影響を考慮したものである。

基本上限値：一般住民の局所吸収率（ＳＡＲ）の値は、全身の平均で〇・〇八Ｗ／kgに制限する。頭部など身体の一部については、身体組織一〇ｇの平均で、二Ｗ／kgを許容範囲とする。

基本上限値が守られているかどうかの検査には、電磁波強度の上限値を適用する。この値は「電磁界に関する政令第二六項」で定められている。「電磁界に関する政令第二六項」の上限値を遵守していれば、基本上限値が守られていることも保証される。

なぜ予防策が必要か

健康被害への影響が今後出るかどうかについては、世論は対立している。いくつかの出版物では、携帯電話の電磁波は非熱効果があると指摘している。そこには、携帯電話での通話に許可された電波強度において、睡眠中の影響や不可解な反応速度の変化が観察されたとある。しかし、規制値の低減が正当となる健康被害の恐れは、現時点においては導き出されていない。データの採取時の条件が不確かであること、再現がなされていないこと、被曝と作用の関係が不明であることがその理由である。それで、予防策を講じることが妥当であり、今後さらに研究を進めていくことが必要である。

携帯電話での通話中、脳のなかで不均一に電磁波が吸収される。局所上限値を遵守するために、携帯電話機の出力が規制されている。(図略)

誰が電波中継塔(基地局)を検査するのか

基地局は、事業主が法で定められた上限値の遵守に責任を負う。個々の基地局について立地許可証明を通信調整局に申請する。最高出力一〇ワット以上の基地局はドイツ国内で適用される規制値を遵守したものでなければ稼働を許可されない。通信調整局は個々の電波中継塔の立地が安全距離にあることを計算し確認する。新設計画の基地局の安全距離は、周辺の既設の基地局との兼ね合いで審査される。

安全距離が保たれていれば、基地局から発信される高周波による健康被害は、たとえ妊婦、病人、子供に対しても発生することはないと考えられる。一般的に、安全距離は携帯電話の基地局においては電波の発信方向での僅かなメートル数である。次世代通信システム(UMTS)の周波数においても、事業主が遵守を証明すべき規制値が既に法で定められている。

通信調整局の立地許可の手続きについての資料は、下記アドレスのインターネットで紹介している。また、郵便でも受け付ける。

Regulierungsbehoerde fuer Telekommunikation und Post
Postfach 8001, 55003 Mainz, Germany
Internet:http://www.regtp.de

頭部至近の電波発信源である携帯電話機のアンテナ

携帯電話機は高周波の発信源である。携帯電話機のアンテナは通信に必要な高周波を送受信する。通話中、頭は携帯電話機のアンテナの至近にあるので、安全距離をとるという電波防護の発想は、携帯電話機については適用できない。これゆえ、国際的に勧告されたＳＡＲ局所規制値（一〇g平均）を絶対に遵守しなければならない。

最高出力は、九〇〇ＭHz帯の携帯電話機では二ワット、一八〇〇ＭHz帯の携帯電話機では一ワットを超えてはならない。この値はパルスの最高値を指す。

これによって、特に眼球など人体の局所が「過度に温まる」のを防ぐことができる。

最近の携帯電話機は最小限の出力で作動する。頭部に放射される高周波のエネルギーは携帯電話機の構造と使用法、つまり、アンテナの型や頭との位置関係、使用する周波数と出力によって異なる。最近の携帯電話機における被曝量を比較評価できるように、ドイツ連邦放射線防護局は、最大ＳＡＲ値を電話機に表示することが消費者の立場に立った有意義な策であると考えている。

基地局の適切な立地の選定

ドイツ連邦放射線防護局は、基地局の設置や携帯電話機の性質について消費者にあらゆる情報を与えることが必要と考える。二〇〇一年七月、自治体の代表者連合と携帯電話の事業者が会合を開き、「携帯電話網拡張時における情報交換と自治体の参加についての申し合わせ」を取り決めた。その申し合わせの目的は、基地局の新設に伴う住民との軋轢を回避することと、合意の上の規則を設けることにある。事業者は自治体に事業計画と基地局の設置場所についての計画をすべて通知し、場合によっては代替地を承諾する義務がある。

コードレスホンも高周波を用いるが、出力は極めて小さい。出力がもっと大きい携帯電話との電波の吸収量を比較するには、ＳＡＲ値を対象にすべきである。固定電話からは高周波は出ない。

なぜ距離が重要なのか？

発信源から少しでも離れるほど、電磁波の吸収は少なくなる。障害物が何も無い場所では、電波の強度は距離の二乗に反比例する。つまり、距離が二倍になれば強度は四分の一になる（実地での値は障害物による電波の吸収や反射があるため、この計算から逸れる)。

個人での予防策

携帯電話の通話中に発生する電磁波は、基地局付近で曝される電磁波よりもずっと強い。このことから、ドイツ連邦放射線防護局は、携帯電話の使用者が被曝する電磁波を最小限にすることが重要と考える。特に、発育途上で健康への影響に敏感な青少年への対策が重要である。

個人が受ける電磁波被曝は、携帯電話の利便を放棄しなくても簡単に効果的に低減できる。具体的な予防策を以下に挙げる。

・固定電話でも可能な状況においては固定電話を使う。
・携帯電話での通話時間を短くする。不要な時は電源を切る。
・距離を置く。ヘッドホンを使えば頭とアンテナの距離が長くなり、SAR値が低下する。これは通話のみならずショートメールの場合にも当てはまる。
・通信状態が悪い場合はできるだけ通話しない。携帯電話の送信出力は、最寄りの基地局との電波の交信状態によって異なる。自動車のボディは、携帯電話の接続を悪くするので、車体外部にアンテナを取り付けていない場合は携帯電話から出る電磁波の出力が高くなる。
・携帯電話のSAR値に留意する。携帯電話は、頭部の電磁波被曝量が最低限になるものを 使う。SAR値二W/kgの基準値をできるだけ下回るものがよい。事業主は、携帯電話機へのSAR値に関する表示を計画中である。
・マイクロホンや車体外部アンテナは、自動車内の通話時における同乗車への電磁波被曝回避策となる。自動車の中では、運転機器が誤作動しないように、できるだけビルトインでメーカーが認可した機材を使うべきである。
・ショートメールの通信では、高周波の頭部吸収量は通話時よりも明らかに少ない。

電子機器との干渉

健康への影響をもたらす閾値以下でも、精密機器は携帯電話が発するパルスのある高周波に反応する可能性がある。電子機器の誤作動は、機器が電波障害の防止に不十分な状態にあったり、特定の波長帯に増幅されている場合に起こる。直接の健康被害の影響をもたらすものではないにせよ、テレビなどが電波障害を受けるのは不快なことである。

これらの電子機器が影響を受けると、間接的な健康被害に至る可能性がある。

・ペースメーカー

ほとんどのペースメーカーは携帯電話によって拍動が乱れることはない。しかし、機種や状況によっては誤作動が起きないとも限らない。誤作動防止のために、ペースメーカーを装着している人は携帯電話を電源を入れた状態で胸部至近に携帯すべきではない。

・補聴器

携帯電話の二一七Hzのパルス波を、「ブーンという雑音」として感受する補聴器がかなりある。携帯電話から離れるか、電源を切れば雑音は発生しない。

・医療機器

特に集中治療室や手術室では、医療精密機器から十分な距離を取るよう留意しなくてはならない。医療機器の中には、数メートル離れていても誤作動を起すものがある。このため、病院内での携帯電話の使用禁止は遵守しなければならない。

・航空機

操縦システムへの影響を防ぐために、飛行中は携帯電話の電源を切ったままにしておくべきである。したがって、スチュワーデスの指示に従わなければならない。

・自動車

マイクロホン無しでの走行中の携帯電話の使用は禁止されている。

以上

訳：電磁波問題市民研究会会員　加藤尚子

別府市春木町の中継基地局建設反対の訴訟での小学校六年生の見解

［電磁波問題市民研究会による状況説明］

大分県別府市春木地区における、ＮＴＴドコモ九州の携帯基地局建設と操業差止仮処分を、小学生や幼児二八名が一〇人の代理人（弁護士）と共に、大分地方裁判所に提訴しました。この文は、二〇〇二年七月二五日の第五回口頭弁論において、その原告の一人（小学校六年生女子）が陳述した原稿です。

〈私が裁判で言いたい事〉

私は『健康』ということはとても大事だと思います。そして『生きる』ということも大事です。その二つを電磁波は失うものかもしれません。ここで危険かもしれない電磁波をあびてはいられん、裁判できちんと言っておきたいことはいっておかんといけん！と思いここに立つことにしました。

この裁判で自分の将来が決まるのかもしれない。いや自分だけでなく、この地域のたくさんの子供達の将来が決まるのかもしれないと思っています。電磁波が有害だったとわかり白血病やガンになったら、それこそ一生の終わり。

幸いにもこの電波塔から出る電磁波に危機感を持ち、子供を守ろうと立ち上がってくれた地域の方々がいて、弁護士さんがいて、色々な人がいて、今こうしてチャンスをあたえられている気もします。

またNTTドコモ九州の「おどし」や「うそ」もゆるせません。

そんな中で私も「何かせんといけん」という気持ちがわいてきました。だから法廷で意見を述べようと思いました。

まず、春木川地区についてです。この春木地区や春木川校区は、大勢の子供が住んでいたり、幼稚園や学校に通っています。その中で将来へ向けて努力している人はいっぱいいます。努力をつみ重ねつみ重ね、やっと大人になり、社会へ出た時にガンになったり白血病になってと中で夢をたたれたらどんな気持ちになるか想像して下さい。

もし電磁波が有害だったらと考えると、とてもこわいです。電磁波を流して電磁波が有害だったら、もしかすると私は大人なって友達が白血病になった事とかを耳にすることになるかもしれません。だれだって知り合いが苦しんだりするとこなんて見たくないし、そう式やおつやなんてしたくない。しかもまだ若い人のは。自分だって例外ってとえなくなるかもしれないし、考えるとこわい。そうなると、これから産まれてくる人も同じになるのではないでしょうか。

さらに、この電波塔の事についてNTT側は理にかなっていません。

「安全だ、安全だ」と言ってるくせに実験の一つもしていない。ただ決め言葉は「国の基準の三千分の一ですから安全です」と。私が聞くとただ「国の基準」という前例からみて、たいそう甘そうなものにすがっているだけで人の命に対して無責任すぎる。そんなことじゃ、危険かもしれなくて、健康や夢、将来、そして命をもうばいそうなものを「はいはい」と言って許す人はいないでしょう。

そうか！NTTドコモ九州は、別に電磁波の安全研究なんてしなくても、新しくて、画面の質も良くって若者がとびつきそうなケータイの開発研究をしていれば、お金ほくほくですね。

さらにまた気づきました。この地域の子供達が「実験動物そのもの」だと。そして電磁波を流すことは実験なんじゃないかと。でも、そんな実験のために命をあずけるなんてできない。

私達は夢や志をいだき、これからの人間社会をつくっていく子供達です。お金大好きで人の命なんてどうでもいい人の金もうけや実験の道具になって死んだりするために生まれて、今まで生きてきたんじゃないんだ！

さらにまた、おかしく道理はずれなことがある。

ふつう、危険があったり危険かもしれない事はさけて通ると思います。ましては危険だった時は命もうばうし体の自由もうばう。それに大変なめいわくはNTTドコモ九州側ではなく周辺住民にかかります。NTTドコモ九州はこの電波塔が使えなくなるまで金もうけができます。これっておかしくないですか。

研究もせず、国の基準のことしか言わない無責任な業しゃが命を失うかもしれないこの電波塔のことをおし進める権利はないと思います。

以上

〈この文の作者による補足〉

「子供を利用しているのではないか？」と言う質問を受けるらしいですが、子供だって、言いたいことはいっぱいあります。友達とかと、電磁波の話をしていてもみんな意見を持っています。だけど、相手が会社で黒い服着た怖そうなおっさんが相手でなかなか「裁判では言えないな……」「怖いな。」と思ってる人だって居るんです。

総務省「生体電磁環境研究推進委員会」の中間報告批判

総務省（旧郵政省）「生体電磁環境研究推進委員会」の中間報告（一月三〇日発表）批判
何を根拠に「悪影響を及ぼすという確固たる証拠は認められない」と言うのか

二〇〇一年二月二一日　電磁波問題市民研究会

1　生体電磁環境研究推進委員会について

携帯電話の急速な普及で電磁波の健康への懸念がもたれてきているため、旧郵政省が九七年度（平成九年度）から関係省庁や大学の医学・工学研究者と協力して「電磁波は安全」とすることで電波利用を促進しやすい環境づくりのため設置した委員会。だからはじめから「電波の生体安全性評価」に関する研究計画策定や研究成果評価、及び諸外国の研究成果評価を「検討事項」（テーマ）にしている。メンバーも「公正かつ中立的」ではなく一八名のうち業界関係者が五人、官僚系が四人を占め、学者九人も多気昌生氏をはじめ国の政策に沿う見解の学者で固めている。これでは「電波は安全」という結論以外は出るはずがない。

2　「安全であるという確固たる証拠」は示されていない

中間報告は「電波防護指針値を下回る強さの電波によって健康に悪影響を及ぼすという確固たる証拠は認められない」としている。このこと自体は間違ってはいない。しかしだから「現時点では電波防護指針値を直ちに改訂する必要はない」と導くのにこの見解を使うのであればそれは誤りである。なぜならば、「生体にとって安全であるという確固たる証拠は認められない」し「生体に悪影響を及ぼさないという確固たる証拠は認められない」からである。

3　「人体に影響を与える可能性がある」との報告は適切でないのか

中間報告は「低レベルの電波が人体に影響を与える可能性があるとの報告」は必ずしも実験条件等が適切でないといった問題が指摘されており、委員会は「生物・医学実験を行っている」しこれまでの研究結果では人体に影響を及ぼさないことを示している、としている。この見解の欠点は「長期間かつ微弱なものの影響」は短命なラット等の生物・医学実験では解明しにくいという最近の知見を学んでいないことだ。だからこそ動物実験だけでなく人間そのものの実生活を長期間対象とした「疫学調査」「疫学研究」が注目されるのであり、日本はこの分野がすこぶる遅れているのも事実なのだ。現在のところ電磁波は「クロ」でも「シロ」でもない「灰色」なのが実情であり、その点では「人体に影響を与えない可能性がある」との報告もその点では〝適切〟でないとも言えるのである。

4　「予防原則」は科学的な根拠がないから採用しないという乱暴さ

中間報告は「最近、『予防原則』という考えに基づき、非常に低レベルの電波防護指針を採用すべきとの意見があるが、これは科学的な根拠に基づかないものであり」として否定している。しかしダイオキシンや環境ホルモンでもそうだが、「長期間かつ微弱なものを被曝ないし摂取」する場合の対処は子どもや赤ちゃん・胎児といったセンシティブに影響を受けやすい対象には「予防原則」を適用するほうがベターとするのは環境先進国の大きな流れである。

5　日本は「慎重なる回避」政策という予防原則を採用すべきだ

日本は長く「治療原則」つまり被害が確定したら対処に乗り出す政策できた。このやり方が時代遅れであることは明らかになってきている。一刻も早く日本で「慎重なる回避」政策が採用されるべきことを訴える。

〈著者略歴〉

大久保　貞利（おおくぼ　さだとし）

1949年生まれ。中大卒。

電磁波問題市民研究会事務局長。

カネミ油症被害者支援センター共同代表。

止めよう！ダイオキシン関東ネットワーク事務局次長。

廃棄物処分場問題全国ネットワーク事務局員。

コンピュータ合理化研究会事務局スタッフ。

著書に『環境ホルモンってなんですか？』（けやき舎）。共著『コンピュータの急所』（三一新書）、『インテリジェントビル症候群』（技術と人間）、『教育コンピュータ工場』（現代書館）他。

千葉県船橋市前貝塚町1008-22（〒273-0042）
FAX：047-406-6609

誰《だれ》でもわかる電磁波問題《でんじはもんだい》

2002年11月30日　初版第1刷発行　　定価1900円＋税
2003年 2月28日　初版第2刷発行
2004年 7月25日　初版第3刷発行

著　者　大久保貞利
発行者　高須次郎
発行所　緑風出版
〒113-0033　東京都文京区本郷2-17-5　ツイン壱岐坂
［電話］03-3812-9420　［FAX］03-3812-7262
［E-mail］info@ryokufu.com
［郵便振替］00100-9-30776
［URL］http://www.ryokufu.com/

装　幀　市村繁和
写　植　R 企 画
印　刷　モリモト印刷　巣鴨美術印刷
製　本　トキワ製本所
用　紙　大宝紙業　　E1000（TE3000）

ISBN4-8461-0218-1　C0054

◎緑風出版の本

■全国どの書店でもご購入いただけます。
■店頭にない場合は、なるべく最寄りの書店を通じてご注文下さい。
■表示価格には消費税が転嫁されます。

電力線電磁場被曝
隠蔽する電力会社と政府
ポール・ブローダー著／荻野晃也監訳

四六判上製
三五六頁
2400円

電力線の電磁場によるガンなどの多発が欧米で大問題になり、これを根拠がないとして抑え込もうとする電力会社・政府と市民の攻防が広がっている。本書は、アメリカの著名な科学ジャーナリストが、電力線電磁場被曝を告発した名著！

死の電流
ポール・ブローダー著／荻野晃也監訳、半谷尚子訳

四六判上製
四四〇頁
2800円

高圧線やVDTから発する電磁波はガン発生等健康への脅威だ——告発する科学者と隠蔽する米国政府・産業界との闘い。科学ジャーナリストである著者が電磁波の危険性を世界に先駆けて提起した衝撃のノンフィクション。

プロブレムQ&A
危ない携帯電話
［それでもあなたは使うの?］
荻野晃也著

A5判変並製
二三二頁
1900円

携帯電話が普及している。しかし、携帯電話の高周波の電磁場は電子レンジに頭を突っ込んでいるほど強いもので、脳腫瘍の危険が極めて高い。本書は、政府や電話会社が否定し続けている携帯電話と電波塔の危険をやさしく解説。

電磁場からどう身を守るか
エレン・シュガーマン著／天笠啓祐他訳

四六判並製
三一〇頁
2200円

送電線、電子レンジなどがつくり出す電磁場の被曝によって、ガンなどが引き起こされることは欧米では常識となりつつある。本書は、ガンを発生させるメカニズムを解説し、家庭、地域、職場で電磁場から身を守る方法を具体的に提案する。